Die Fünf »Tibeter« mit Kindern

Hausmitteilung für große und kleine »Tibeter«-Freunde

Die Verfasserin und der Herausgeber dieses Buches sind keine Mediziner und können daher auch keinen ärztlichen Rat geben. Die mitgeteilten Gedanken, Erfahrungen, Methoden und Anregungen bieten keinesfalls Ersatz für das beratende Gespräch mit Personen, die zur Ausübung von Heilberufen zugelassen sind. Jede Leserin und jeder Leser, ob groß oder klein, sollte auch weiterhin für das eigene Tun und Lassen selbst verantwortlich sein. Eine Haftung für etwaige Personen-, Sach- oder Vermögensschäden ist insofern ausgeschlossen.

Barbara Simonsohn

Die Fünf »Tibeter«
mit Kindern

Gesundsein
darf Spaß machen!

Mit einem Vorwort von
Chris Griscom

INTEGRAL
VOLKAR-MAGNUM

Die Deutsche Bibliothek – CIP-Einheitsaufnahme

Die fünf »Tibeter« **mit Kindern** : Gesundsein darf Spaß machen /
Barbara Simonsohn. Mit einem Vorw. von Chris Griscom. –
Wessobrunn : Integral. Volkar-Magnum., 1995
(Lebensreiseführer)
ISBN 3-89304-262-8
NE: Simonsohn, Barbara

– 1. 2. 3. 4. 5. 6. Auflage 1998 1997 1996 1995 –
(Die äußeren Ziffern zeigen Auflage und Auslieferungsjahr an)

Originalausgabe – veröffentlicht als *Lebens*Reiseführer
Copyright © 1995 by Integral. Volkar-Magnum. Verlagsgesellschaft mbH.,
Schloßbergstraße 15, D-82405 Wessobrunn
Das Werk einschließlich aller seiner Teile ist urheberrechtlich geschützt.
Alle Rechte, auch die der auszugsweisen Vervielfältigung,
gleich durch welche Medien, vorbehalten.

Lektorat: Manfred Miethe, München
Umschlaggestaltung: Zembsch' Werkstatt, München,
unter Verwendung des Fünf-»Tibeter«-Titelfotos von Helga Belohlawek, München,
und eines Fotos von Cornelia und Eckhart Schulz
Fotos der Übungen im Innenteil: Cornelia und Eckhart Schulz
Satz: Vollnhals Fotosatz, Mühlhausen
Druck und Binden: Jos. C. Huber, Dießen
Herstellung: Rainer Höchst, Dießen
Printed in Germany
… auf chlorfrei gebleichtem Papier

ISBN 3-89304-**262**-8

Inhalt

Seite

Vorwort von *Chris Griscom* 7

Einleitung 11

1 Wunder sind möglich 15

2 Über die Chakren 25

3 Eine Phantasiereise für Kinder
(und Erwachsene) 31

4 Die Fünf »Tibeter« (für Kinder) 34

5 Durch den Körper zum Geist 51

6 Wie motiviere ich (meine) Kinder? 65

7 Tips für Eltern, Lehrer und Gruppenleiter
von *Matthias Möller* 71

8 Erfahrungen aus dem Sportunterricht
von *Rolf Herkert* 73

9 Chakren-Nahrung für Körper,
Geist und Seele 76

10 Andere Übungen zur harmonischen
Entwicklung der Chakren 88

11 Schlußwort zum Beginn einer Reise 126

Literatur und Materialien 129

Danksagung 132

Über die Autorin 133

Von den Kindern

Und eine Frau, die einen Säugling an der Brust hielt, sagte: Sprich uns von den Kindern.
Und er sagte:
Eure Kinder sind nicht eure Kinder.
Sie sind die Söhne und Töchter der Sehnsucht des Lebens nach sich selber.
Sie kommen durch euch, aber nicht von euch,
Und obwohl sie mit euch sind, gehören sie euch doch nicht.
Ihr dürft ihnen eure Liebe geben, aber nicht eure Gedanken,
Denn sie haben ihre eigenen Gedanken.
Ihr dürft ihren Körpern ein Haus geben, aber nicht ihren Seelen,
Denn ihre Seelen wohnen im Haus von morgen, das ihr nicht besuchen könnt,
nicht einmal in euren Träumen.
Ihr dürft euch bemühen, wie sie zu sein, aber versucht nicht, sie euch ähnlich zu machen.
Denn das Leben läuft nicht rückwärts, noch verweilt es im Gestern.
Ihr seid die Bogen, von denen eure Kinder als lebende Pfeile ausgeschickt werden.
Der Schütze sieht das Ziel auf dem Pfad der Unendlichkeit, und Er spannt euch mit Seiner Macht, damit Seine Pfeile schnell und weit fliegen.
Laßt euren Bogen von der Hand des Schützen auf Freude gerichtet sein;
Denn so wie Er den Pfeil liebt, der fliegt, so liebt Er auch den Bogen, der fest ist.

Khalil Gibran, *Der Prophet*

Vorwort

von *Chris Griscom*

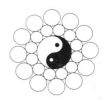

Für Familien wird es immer notwendig sein, das Leben gemeinsam zu erfahren. Das, was ein Familienmitglied den anderen im Hinblick auf deren karmisches Wachstum zu bieten hat, kann in keiner anderen Beziehung wiederholt werden, auch wenn die meisten nachfolgenden Beziehungen den Einfluß des primären spirituellen Kontakts zwischen den Eltern und dem Kind widerspiegeln. Manchmal sind wir wegen dieser Seelenerfahrungen verwirrt, denn die Qualität des Familienlebens und die Zeit, die wir in der Familie verbringen, scheinen so unwichtig zu sein.

Sowohl Eltern als auch Kinder haben Mühe, gemeinsame Aktivitäten zu finden, die allen Spaß machen und sie stimulieren. Aber die Eltern sind die wichtigsten Lehrer ihrer Kinder, die ihr Leben nach dem Vorbild ihrer Eltern strukturieren.

Eltern müssen den Kindern zwar die Macht des *Seins* vermitteln, aber sie demonstrieren dies häufig durch ihr *Tun*. Viel zu oft wissen Eltern nicht, wie sie ihr Leben mit ihren Kindern teilen sollen. Es befriedigt sie nicht, an der Welt des Kindes teilzuhaben, da ihr eigenes inneres Kind schon lange von ihrem Bewußtsein abgeschnitten ist.

Viele Mütter fühlen sich heute dazu genötigt, in der äußeren Welt Eindruck zu machen, und „einfach nur Mutter" zu sein reicht nicht aus, um ihr unsicheres Ego zu befriedigen. Zwar nehmen Kinder intuitiv wahr, was mit ihren Eltern los ist, aber sie haben keine Möglichkeit, ihnen bei der Lösung ihrer Probleme zu helfen. Statt dessen nehmen sie die Schwierigkeiten der Eltern in ihre Körper auf und werden häufig krank, um diese negativen Energien zu verarbeiten.

Die Fünf »Tibeter« helfen den Kindern, sich bewußt auf ihre Körper einzustimmen. Durch die Lösung energetischer Blockierungen kann negative Energie freigesetzt werden. Indem die Kinder während der Ausführung der Riten dynamische geometrische Formen bilden, lernen sie, ihren ganzen Körper auf eine Aufgabe zu konzentrieren. Dadurch wird der Energiefluß in den verschiedenen fein- und grobstofflichen Kanälen wie den Meridianen, den Nervenbahnen, den Lymph- und den Blutgefäßen angeregt.

Kinder erfahren ein Gefühl der Stärke, das es ihnen ermöglicht, sich als den Eltern gleichgestellt zu empfinden, wodurch die Trennung zu ihnen aufgehoben und Rebellion überflüssig wird.

Das gemeinsame Üben schafft eine Atmosphäre ungeteilter Konzentration, die die Bemühungen des einzelnen durch die Unterstützung der Gruppe fördert und das Gefühl der Familienzusammengehörigkeit stärkt.

Unsere Kinder möchten sehr gerne unsere Freunde sein und an unserem Leben teilhaben. Durch unser typischerweise unkonzentriertes und geistesabwesendes Verhalten ihnen gegenüber fühlen sie sich wert- und nutzlos. Wenn wir sie aber einladen, an unserem absichtsvollen Tun teilzuhaben, sind sie überglücklich, dies auch zu tun.

Kinder jeden Alters drücken sich am besten durch Bewegung und ihre Körperlichkeit aus. Deshalb sind die Fünf »Tibeter« eine perfekte Form des Dialogs zwischen Eltern und Kindern. Sie bieten die Gelegenheit, gemeinsam zu lachen und miteinander zu spielen. Außerdem genießen die Kinder die Bewunderung der Eltern, denn einige der Riten fallen den Kindern mit ihren biegsameren Körpern leichter.

Vom ersten Ritus, der Drehübung, profitieren die Kinder am meisten. Ich setze ihn bei meinen Kindern ein, um den täglichen Schulstreß abzubauen. Wir drehen uns oft vor dem Abendessen, damit sich die Bauchgegend, die sich bei Angst zusammenzieht, genug entspannen kann, um das Essen zu verdauen und uns vor dem Schlafengehen in eine freudige Stimmung zu versetzen.

In der Nizhoni School for Global Consciousness setzen wir das Drehen ein, um Lesestörungen zu beheben und Spannungen abzubauen, damit wir uns ganz auf den Unterricht und die innere Arbeit konzentrieren können. Die jungen Menschen bewegen mit dieser machtvollen Methode angestaute Energien – gleich ob diese geistiger, sexueller oder emotionaler Natur sind.

Die Fünf »Tibeter« haben eine wunderbare Wirkung auf die Integration der feinstofflichen Körper und des grobstofflichen. Alle, die sie ausüben, haben ein Leuchten in den Augen, das eine hohe Schwingungsfrequenz des Körpers und die erwachte Anwesenheit des göttlichen Lichts anzeigt.

Barbara Simonsohns Buch *Die Fünf »Tibeter« mit Kindern* ist eine inspirierende Abhandlung, die uns alle motiviert, die Übungen weiterhin auszuüben und diese erneut für die Seg-

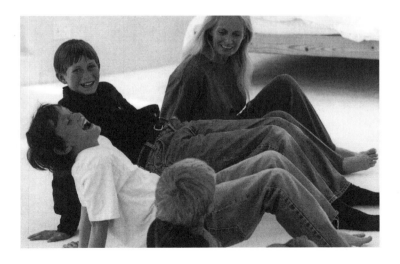

nungen, die sie unseren vier Körpern zuteil werden lassen, zu würdigen.

Lassen Sie uns mit der Absicht auf diese phantastische Reise gehen, auf ihr weiser und stärker zu werden, damit unsere Bemühungen sich zum Wohle aller Menschen auswirken mögen.

Bewußtsein ist die Nahrung, die wir mit unseren Kindern teilen können. Auf uns wartet ein wunderbares Festmahl.

In großer Liebe
Chris Chriscom

Einleitung

*Nichts auf der Welt ist so mächtig wie
eine Idee, deren Zeit gekommen ist.*

Victor Hugo

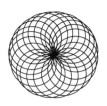

Dieses Buch hätte sicher nicht geschrieben werden können, wenn ich nicht täglich die Fünf »Tibeter« üben würde – auch wenn das ein bißchen übertrieben klingen mag. Ich war gerade aus der Dominikanischen Republik wiedergekommen und hatte eine Menge schöner Objekte „im Koffer" (ich arbeite auch als ganzheitliche Maklerin), als Jürgen Lipp von der Buchhandlung Wrage mich anrief und fragte, ob ich dieses Buch schreiben wolle. Zuerst dachte ich: „Der spinnt ja! Er weiß doch, daß ich gerade ein Baby bekommen habe und alleinerziehend bin!" Aber dann fiel mir ein, daß es ja keine Zufälle gibt, und wenn diese Energieübungen etwas taugen, dann müßten sie mir auch die Kraft und Zeit für ein solches Buch geben. Und so war es denn auch. Ich erhöhte meine Fünf-»Tibeter«-Dosis auf zweimal täglich, machte regelmäßig den Drei-Minuten-Power-Atem und meditierte, sooft ich es mir mit zwei Kindern und weiterlaufender Seminararbeit erlauben konnte.

Natürlich hatte ich manchmal auch Streß und dachte, ich würde es nicht schaffen, wenn ich wieder einmal nicht zum Schreiben gekommen war, weil meine kleine Tochter Freya bis morgens früh durch die Gegend getragen werden wollte oder mein Sohn Michael wieder einmal eine Mittelohrentzündung hatte. Es geht ja wohl auch nicht darum, im Leben keinen Streß zu haben oder ihn um jeden Preis zu vermeiden. Es geht eher um Streßbewältigung, darum, wie wir mit Streß umgehen, ob wir uns davon überwältigen lassen und krank werden oder ob wir Streß spielerisch als Herausforderung betrachten.

Ich praktiziere seit einigen Jahren die Fünf »Tibeter« und lehre die Radiance Technik®, eine wirksame Methode, anders mit Streß umzugehen. Dadurch habe ich die Möglichkeit, mich immer wieder daran zu erinnern, daß ich auf meine innere Kraft vertrauen kann. Die Fünf »Tibeter« und andere Energieübungen machen mein Leben intensiver, weil sie mir die Gewißheit vermitteln, die Herausforderungen des Lebens bewältigen zu können. Sie ermutigen mich, an meine Fähigkeiten zu glauben. Und sie haben ein so gutes Input-/Output-Verhältnis (wenig Zeitinvestition mit viel Wirkung), daß sie jeder machen kann – selbst eine alleinerziehende Mutter von zwei Kindern, die Seminare gibt und an einem Buchprojekt arbeitet.

Eine Freundin von mir wurde einmal gefragt, woher sie denn die Zeit zum Meditieren nehme – jetzt, wo sie Mutter geworden war. Sie antwortete: „Ich verstehe nicht, daß man kleine Kinder haben kann und *nicht* meditiert!" Sie meinte damit, daß Eltern von kleinen (und wohl auch großen) Kindern gar nicht ohne Methoden auskommen, die sie zentrieren, entspannen und energetisieren, weil sie sonst ihrer Verantwortung den Kindern gegenüber nicht gerecht werden können. Unsere Kinder haben Eltern verdient, die in ihrer Mitte sind, die Lebensfreude und Humor ausstrahlen. Natürlich schenkt einem niemand die Zeit für Übungen, wie sie in diesem Buch beschrieben sind. Wir müssen sie uns nehmen. Die Engländer haben dafür einen schönen Satz: „Put first things first" – das heißt, die wirklich wichtigen Dinge sollten immer Vorrang haben. Das scheinbar Paradoxe ist, daß, wenn wir uns für Meditation, Chakren-Arbeit und Energieübungen Zeit nehmen, die verbleibende Zeit eine andere Qualität bekommt. Wir brauchen nicht nur wesentlich weniger Schlaf, sondern uns fällt alles leichter, wir sind kreativer und effektiver, vieles geschieht wie von selbst, die Lebensqualität steigt. Und davon profitiert unsere ganze Umgebung, vor allem natürlich unsere Familie.

Das gemeinsame Üben der Fünf »Tibeter«, gemeinsame Meditationen oder Chakra-Massagen bringen eine ganz neue Qualität ins Familienleben. Können Sie sich vorstellen, wie schön es ist, morgens von Ihren Kindern mit „Happy birthday!" und einer Shanti-Verbeugung empfangen zu werden, von Ihrem Kind daran erinnert zu werden, Sonntag morgen noch vor dem Frühstück gemeinsam die Fünf »Tibeter« zu machen, oder bei einem Streit plötzlich eine kleine Hand auf Ihrer Brust zu fühlen, weil Ihr Sohn oder Ihre Tochter Sie damit daran erinnern will, daß unser Herzzentrum ständig bedingungslose Liebe ausstrahlt?

Es gibt nicht nur schlechte Angewohnheiten, sondern auch gute. In diesem Buch sind viele Übungen enthalten, die darauf warten, in den Alltag integriert und zu guten Angewohnheiten zu werden. Gehen Sie mit gutem Beispiel voran, ergreifen Sie die Initiative! Wenn Sie das locker und voller Freude tun, werden Sie auch Ihre Kinder anstecken. Nach einer Weile gehen Ihnen die Fünf »Tibeter« und andere Übungen in Fleisch und Blut über. Es ist dann so ähnlich wie mit dem Zähneputzen, bei dem wir uns ja auch nicht jeden Morgen und Abend fragen: „Was bringt mir das?", sondern es einfach tun.

Dieses Buch ist dann ein Erfolg, wenn es erreicht, daß mehr Menschen – auch junge – Verantwortung für ihr eigenes Wohlbefinden, für ihr eigenes Leben übernehmen. „Primäre Prävention", ursächliche Gesundheitsvorsorge, könnte man das nennen. Wenn unsere Energien frei fließen, haben Krankheiten keine Chance. Aber Gesundheit ist viel mehr als nur die Abwesenheit von Krankheit. Gesundheit ist ein Zustand dynamischer Energie, inneren Gleichgewichts und hoher Vitalität. Die Weltgesundheitsbehörde definiert Gesundheit als vollständiges Wohlbefinden auf allen Ebenen. Wollen wir nicht für uns und unsere Kinder nur das Beste? Noch nie war es so einfach, an die dafür nötigen Informationen heranzukommen. Dieses Buch soll dazu ebenso

Einleitung

einen Beitrag leisten wie Bücher wie *O-Naami, Der menschliche Diamant, Surya Namaskar* oder *Gesundheit selbst gestalten.**

Es geht gleichwohl um viel mehr. Unsere Kinder sind Boten einer neuen Welt, einer Welt, in der sich jeder seines Einsseins mit allem Lebendigen bewußt ist und Brüderlichkeit und Schwesterlichkeit lebt. Die Umwelt zu verschmutzen, zu streiten oder Kriege zu führen wird mit diesem Bewußtsein so absurd sein, wie sich ein Stück vom eigenen Finger abzuschneiden. Wir werden zu ganzheitlichen Lösungen unserer Probleme kommen, die sich nicht nur durch Kategorien wie Ursache und Wirkung erklären lassen. Wir werden die Weisheit in uns finden und damit die Antwort auf alle Fragen, die uns bewegen. Und wir werden erkennen, daß Liebe das Grundgesetz des Universums ist und den ganzen Kosmos und damit auch die Zellen unseres Körpers zusammenhält. „Man" hieß im Germanischen „so sein wie Gott". Wenn Gott Liebe ist, ist es unsere Bestimmung, diese Liebe zu leben.

Kinder sind Herzensöffner, kleine Kinder sind die Liebe selbst. Unsere Kinder sind unsere Chance. Wir können werden wie sie – voller Liebe, Enthusiasmus, Neugier, Abenteuerlust und Vertrauen. Die Übungen, die in diesem Buch beschrieben werden, können ein Beitrag dazu sein. Sie laden uns ein, unabhängig vom Alter unser „inneres Kind" zu entdecken und zu feiern. Kinder, die in einer ihnen oft fremd und kalt erscheinenden Welt aufwachsen, brauchen Hilfe, um auf dem Weg des Lichts zu bleiben. Wenn dieses Buch eine solche Hilfe sein kann, hat es seinen Sinn erfüllt.

---

* Siehe Literaturhinweise am Ende dieses Buches.

1
Wunder sind möglich

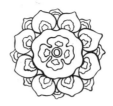

Im Light-Institute von Chris Griscom in Galisteo, New Mexico, erlebte ich mich in einer Führung zum Höheren Selbst als eine machtvolle Maya-Priesterin aus Südamerika, die Macht über die Naturgewalten hatte und es über Dürregebieten regnen lassen konnte. Ich wollte das als interessante Begebenheit aus einem möglicherweise früheren Leben von mir abtun, die mit mir heute nicht viel zu tun hat. Aber Chris sagte voller Entschiedenheit: „Diese Fähigkeit geht nie verloren. Du hast sie auch jetzt noch." Und ich sollte sie gleich einsetzen! Schon saß ich vor dem Institut auf einer Mauer und versuchte in inneren Kontakt mit den Heuschrecken zu kommen, die jetzt im Herbst „Winterschlaf" hielten und im letzten Sommer eine wahre Plage gewesen waren. Sie hatten viele Pflanzen gefressen und großen Schaden angerichtet. Ich forderte sie liebevoll auf, sich im nächsten Jahr etwas zurückzuhalten und anderen Tieren und Menschen genug übrigzulassen. Dabei kam ich mir allerdings etwas lächerlich vor. Nach ungefähr einem Jahr sah ich Chris wieder und fragte sie, ob meine damalige Aktion etwas bewirkt hätte. „Ja natürlich!" sagte sie. „Es gab wesentlich weniger Heuschrecken."

Ich erwähne dieses Erlebnis nicht, um mich damit zu brüsten oder als besonders begabt dazustehen. Ich möchte damit nur deutlich machen, daß *in uns allen* ungeahnte Fähigkeiten schlummern, die nur darauf warten, daß wir uns an sie erinnern, damit wir sie wieder einsetzen können, um uns oder anderen etwas Gutes zu tun.

Wenn Sie also einen Traum haben, in dem Sie etwas Bestimmtes vollbringen, wenn während der Meditation ein entsprechendes Bild auftaucht oder Sie aufgefordert werden, etwas zu tun, was Sie noch nie vorher getan haben, vertrauen Sie darauf, daß Sie diese Fähigkeit tatsächlich besitzen und sie wahrscheinlich nur vergessen haben. Setzen Sie sie in Ihrem Alltag ein.

Die Findhorn-Community in Schottland* ist eine bekannte Gemeinschaft von etwa 250 Menschen, die in besonderer Harmonie mit den Naturkräften zusammenleben und dadurch „Unmögliches möglich machen". Dort blühen zum Beispiel zur Weihnachtszeit Rosen, und Kohlköpfe werden 40 Pfund schwer.

Zur Zeit wachsen dort nicht nur die Pflanzen besonders üppig, sondern auch menschliche Seelen. Jeder kann dort erleben, wie es ist, wenn wir so in Einklang mit unserem göttlichen Selbst sind, daß wir Wunder vollbringen können.

Eines Tages stand ich mit einer Freundin an der Straße, um von einem Teil der Gemeinschaft zum anderen zu trampen. Ein kleiner Austin Morris fuhr an uns vorbei – allerdings in die andere Richtung. Ich hörte mich zu meiner Freundin sagen: „Du wirst sehen, gleich fahren wir mit diesem Auto." Ich war selbst über meine Worte erstaunt. Und meine Freundin antwortete prompt: „Du spinnst ja, das Auto fährt doch in die falsche Richtung." Kaum hatte sie den Satz zu Ende gesprochen, da bremste das Auto, machte kehrt, und ein schüchterner junger Mann fragte uns, wo wir hinwollten. Er brachte uns nicht nur an unser Ziel, sondern stöberte noch im Buchladen der Gemeinschaft und nahm abends an einem schottischen Fest teil, das in Findhorn stattfand. Danach war er so begeistert, daß er verkündete, dort seinen nächsten Urlaub verbringen zu wollen.

---

* Findhorn-Community, Forres, Moray, Scotland IV 36 OTZ, Großbritannien

Als ich eine Woche in Findhorn war, sollten wir uns einen Arbeitsbereich aussuchen, in dem wir gerne mitarbeiten würden. Ich sagte unserer Gruppenleiterin, sie solle mich einfach dort einsetzen, wo jemand gebraucht werde. Ob ich schreiben könne, journalistische Erfahrungen habe, wollte sie von mir wissen. „Ja", sagte ich wahrheitsgemäß und meinte natürlich deutschsprachige Artikel. „Das ist ja prima", meinte sie und wollte, daß ich das englischsprachige Magazin der Gemeinschaft, „OneEarth" (EineErde), zusammenstelle, weil die Redakteurin in Urlaub war. Ich wehrte mich mit Händen und Füßen: „Nein, das ist ein Mißverständnis, das kann ich doch gar nicht, mein Englisch ist nicht gut genug." Es half nichts. Da saß ich nun mit einem Haufen Beiträgen, die ich korrigieren und sprachlich verbessern sollte, und außerdem sollte ich noch selbst einige Artikel schreiben. Zuerst dachte ich: „Das schaffst du nie." Aber als ich einfach anfing, ging alles überraschend gut, und ich war selbst über das Ergebnis meiner Arbeit überrascht.

Dieses Erlebnis zeigte mir, daß wir alle Fähigkeiten in uns haben, die wir selbst noch gar nicht kennen. Wir können lernen, diese Fähigkeiten in uns und anderen zu erkennen, und erleben, daß wir mit unseren Aufgaben wachsen, daß wir viel mehr können, als wir glaubten. Solche Erlebnisse stärken unser Selbstbewußtsein, und das nächste Mal trauen wir uns dann noch ein bißchen mehr zu.

In Findhorn habe ich einmal vier Wochen lang jeden Abend das Geschirr von etwa 400 Menschen mit Hilfe von vier Spülmaschinen gesäubert. Normalerweise waren wir zu acht. Aber an einem Sonntagabend waren wir aus verschiedenen Gründen nur zu zweit. Einige waren krank geworden, andere aus anderen Gründen verhindert. Da standen wir nun vor einem riesigen Berg schmutzigen Geschirrs.

Wir hielten uns an den Händen, schlossen die Augen und baten den Engel der Reinheit und der Kraft, uns zu helfen. „Engel" nennen die Menschen in Findhorn Kräfte, die uns

Wunder sind möglich

unterstützen. Wir spürten einen großen Frieden und eine starke Energie, die durch uns floß. Dann machten wir uns an die Arbeit.

Wir sprachen die ganze Zeit über kein Wort, sondern sangen nur alle möglichen schönen Lieder, wenn wir gerade nicht aus der Puste waren. Wir waren wie im Rausch, die T-Shirts klebten uns am Körper, wir hatten Seifenschaum sogar im Haar. Und das Erstaunliche geschah: Kein einziger Teller ging zu Bruch, und wir waren schneller mit dem Abwasch fertig als mit unserer Gruppe von acht Leuten. Als wir in den Spiegel schauten, sahen wir, daß wir zwar verschwitzt waren und glühten, aber auch vor Arbeitseifer und Freude strahlten.

Dieses Erlebnis zeigt, was wir vollbringen können, wenn wir uns hundertprozentig auf eine Aufgabe einlassen, unser Bestes geben und alles von einem Punkt der Stille und der Kraft aus tun. In Findhorn sagt man: „Work is love in action." Das heißt soviel wie: „Arbeit ist tätige Liebe." Probieren Sie es einmal aus. Wenn Sie etwas voller Enthusiasmus (das heißt von göttlicher Kraft erfüllt) und mit hundertprozentigem Einsatz tun, werden Sie nicht müde, sondern sind hinterher voller Energie. Was man in etwas hineingibt, bekommt man auch wieder heraus. Das ist eine kosmische Gesetzmäßigkeit. In der Bibel heißt es ja auch zu den Wundern, die Jesus vollbracht hat: „Ihr werdet das tun, was ich getan habe, und mehr." Und: „Ihr werdet Berge versetzen."

Als ich in Findhorn war, hatte ich abends immer noch so lange zu tun, daß ich selten vor Mitternacht ins Bett kam. Dauernd kamen Leute zu mir, die irgendeinen Rat oder eine Massage wollten. Jeden Morgen stand ich schon um 6 Uhr auf, um kalt zu duschen (das weckt die Lebensgeister) und zu meditieren. Ich dachte: „Auf Dauer kann das nicht gutgehen, du schläfst ja viel zu wenig. Irgendwann wirst du vor Erschöpfung und Müdigkeit schlappmachen." Eines Abends ging ich dann absichtlich schon um 21 Uhr schlafen. Ich war überrascht, als ich um 2 Uhr morgens aufwachte und putzmunter war. Dieses Erlebnis zeigte mir, wie wenig Schlaf wir brauchen, wenn wir im Einklang mit uns selbst sind und tun, was unserer Natur entspricht: anderen helfen und viel geben. Das funktioniert aber nur, wenn wir bedingungslos geben, das heißt, wenn es uns nicht interessiert, ob und was wir zurückbekommen.

Wir können auch ungeahnte körperliche Kräfte entwickeln, wenn wir uns hundertprozentig einbringen und damit auf dem Programm „Lieben" oder „Geben" sind. Eines Tages mußten wir am Strand von Findhorn Material für den Komposthaufen sammeln. Dazu fuhren wir mit einem Trecker an den Strand und wuchteten mit einer Mistgabel Haufen von schweren, triefenden Algen auf den Anhänger. Viele machten schon bald schlapp, nahmen nur noch kleine Haufen auf ihre Forke oder gingen Muscheln sammeln. Aber mir und einigen anderen fiel diese schwere körperliche Arbeit ganz leicht. Sie ging uns mühelos von der Hand, wir sangen sogar dabei, machten Witze und lachten.

Liebe ist die stärkste Kraft

Die Liebe ist das einzige, was sich vermehrt, wenn man
großzügig damit umgeht.

Clemens Brentano

Daß Liebe stärker ist als Angst, erlebte ich auf dem Flug von London nach Inverness, der nächstgrößeren Stadt bei Findhorn. Ich las gerade das Buch von Jerry Jampolsky, *Lieben heißt, die Angst verlieren.* Darin schreibt der Autor, daß wir entweder auf dem Programm „Liebe" sind oder auf dem Programm „Angst". Beides zusammen gehe nicht. Das heißt, wenn wir lieben, können wir keine Angst haben. Ich hatte damals furchtbare Angst vorm Fliegen, besonders beim Starten und Landen. Es kostete mich große Überwindung, überhaupt in ein Flugzeug zu steigen, aber aus beruflichen Gründen mußte ich damals viel fliegen. Besonders beim Landen hatte ich immer Angst, daß wir abstürzen könnten. Wenn die Stewardeß lächelte, argwöhnte ich, sie mache nur gute Miene zum bösen Spiel. Ihre sanfte, beruhigende Stimme sollte uns wahrscheinlich nur einlullen und von dem ablenken, was wirklich passierte. Wenn die Motoren lauter dröhnten, hatte ich jedes Mal Angst, daß mit der Maschine etwas nicht in Ordnung sein könnte.

Diesmal beherzigte ich Jerry Jampolskys Rat, all das, wovor ich Angst hatte, in Liebe zu verwandeln, das heißt, mit der Liebesenergie aus dem Herzzentrum zu bestrahlen. Es war anstrengend, all das, wovor ich Angst hatte, zu lieben: das Rütteln des Flugzeugs, das laute Dröhnen der Motoren, das Lächeln der Stewardeß. Es war wie ein Jo-Jo-Spiel. Dauernd kroch die Angst in mir hoch, und immer wieder konzentrierte ich mich auf mein Herz, das ständig Liebe aussendete. Als wir schließlich in Inverness gelandet waren, war ich zwar schweißgebadet, aber überglücklich: Ich hatte es geschafft. Statt Angst hatte ich Liebe gespürt. Die Liebe hatte die Angst verdrängt. Und ich hatte es nicht nur diesmal geschafft, sondern meine Angst vorm Fliegen war ein für allemal weg.

Diese Übung kann ich jedem empfehlen, der Angst vor etwas hat, sei es vor Spinnen oder einem dunklen Keller. Laufen Sie nicht vor der Spinne weg, sondern wenden Sie sich ihr liebevoll zu, baden Sie sie in Ihrer Liebe. Sie werden schnell merken, daß da, wo Liebe ist, kein Platz mehr für Angst ist. Wenn Sie zum Beispiel Angst vor Spinnen haben, brauchen Sie nicht zu warten, bis Sie wieder einer begegnen, sondern können sich einfach eine vorstellen. Unsere Vorstellung ist auch eine Art von Wirklichkeit. Und wenn Sie das nächste Mal eine Spinne sehen, werden Sie merken, daß Sie weniger Angst vor ihr haben. Die Früchte der Arbeit, die wir auf der feinstofflichen, unsichtbaren Ebene leisten, können wir dann auf der grobstofflichen, materiellen Ebene ernten.

Auch wenn wir vor einem Menschen Angst haben, können wir diese Übung machen. Am Anfang fällt es uns vielleicht schwer, diese Person zu lieben. Aber es geht. Und es lohnt sich. Denn die Schwingung von Liebe belebt und stärkt uns. Die Schwingung von Angst schwächt uns und macht uns auf Dauer krank.

Jerry Jampolsky schreibt, daß wir in jedem Augenblick unseres Lebens die Wahl haben zu lieben oder Angst zu haben. Wenn wir uns dessen gewahr sind, können wir uns ganz bewußt für die Liebe entscheiden. „Gott ist Liebe. Wer in der Liebe bleibt, bleibt in Gott", heißt es in der Bibel. Durch die bewußte Entscheidung zugunsten der Liebe stärken wir unser Herzzentrum, und es wird uns immer leichter fallen zu lieben. In *Ein Kurs in Wundern*, einem Buch mit Lektionen für jeden Tag, heißt es, daß das wirkliche Wunder, aus dem alles entsteht, die Liebe ist.

Liebe ist stärker als Angst und Haß, da sie die subtilste und stärkste Kraft im Universum ist. In der Physik heißt es, daß höhere Schwingungen niedrigere überlagern. Wir haben es mit bedingungsloser Liebe und damit der höchsten Schwingung im Universum zu tun. Das ist auch der Grund, warum Lehrer aller Zeiten und Kulturen sagen, die Kraft der (bedingungslosen) Liebe werde letztlich siegen. Das kann aber für uns kein Grund sein, uns auf die faule Haut zu legen und zu denken, es werde sowieso alles gut. Wir haben uns zu dieser ganz besonderen Zeit auf diesem Planeten eingefunden, um der Kraft der Liebe zum Sieg zu verhelfen. Die Fünf »Tibeter« und die anderen in diesem Buch vorgeschlagenen Chakra-Übungen können Sie dabei wirksam unterstützen.

Von Herz zu Herz

Sitzen Sie Ihrem Partner auf dem Boden oder auf Stühlen gegenüber, so daß Sie sein Herzzentrum bequem erreichen

Wunder sind möglich

können. Jetzt legen Sie die rechte Hand aufs Herzzentrum Ihres Partners. Dieses Chakra liegt in der Mitte der Brust. Die andere Hand legen Sie auf die Hand des anderen.

Sie können sich jetzt eine Weile in die Augen schauen. Das ist vielleicht ungewohnt, aber Sie sollten es trotzdem für ein paar Minuten probieren. Achten Sie darauf, daß Sie den anderen ganzheitlich ansehen, das heißt nicht nur in ein Auge schauen, sondern in beide Augen gleichzeitig. Es macht nichts, wenn die Umrisse und Einzelheiten des anderen dabei verschwimmen oder verschwinden. Sie können diesen ganzheitlichen Blick, mit dem Sie sehr viel von der Ausstrahlung oder Aura Ihres Partners wahrnehmen können, auch allein mit Hilfe eines Spiegels üben, vor den Sie sich setzen und immer näher rücken.

So schauen übrigens alle Babys und kleinen Kinder. Mit diesem ganzheitlichen Blick kommen Sie mit beiden Gehirnhälften des Gegenübers in Kontakt, mit der logischen ebenso wie mit der schöpferischen und gefühlsbetonten Seite. Außerdem entspannen Sie so Ihre Augenmuskulatur und tun Ihren Augen etwas Gutes.

Nach einer Weile können Sie die Augen schließen und sich Ihren Gefühlen und Erlebnissen auf den inneren Ebenen überlassen. Es kann sein, daß Sie Wärme spüren oder ein Kribbeln oder einen Energiefluß, der Sie beide verbindet. Wenn Sie die Übung beenden, können Sie sich mit einer kleinen Shanti-Verbeugung verabschieden und einander danken (siehe in Kapitel 10 „Shanti" – Ich grüße das Licht in dir).

Wenn Sie möchten, können Sie bei dieser Übung sanfte Musik laufen lassen. Als sehr gut für die Öffnung des Herzzentrums habe ich *Fairy Ring* von Mike Rowland empfunden, aber auch das *Ave Maria* von Gounod oder *Let it be* von den Beatles haben eine herzöffnende Wirkung. Probieren Sie es einfach aus.

Diese Herzensübung können wir mit Familienangehörigen oder Freunden machen. Sie beugt Streit und Unfrieden vor, weil sie die Verbindung der Herzzentren fördert. Es wäre schön, wenn Sie diese Übung jeden Tag für einige Minuten mit allen Menschen, mit denen Sie zusammenleben, machen könnten. Man kann sie auch dann noch machen, wenn man schon eine Spannung spürt oder bereits mitten in einer Auseinandersetzung ist. Halten Sie einfach inne, und schlagen Sie vor, gemeinsam diese Übung zu machen. Wir können diese Übung auch einsetzen, wenn sich andere streiten. Gehen Sie einfach hinter die beiden Streithähne, und legen Sie ihnen von hinten die Hand aufs Herzzentrum.

Um Unfrieden, Streit, Konflikte und Krieg zu schaffen, braucht es immer zwei Parteien, um Frieden und Harmonie zu schaffen, aber nur eine. Stellen Sie sich vor, es gibt Streit, und Sie machen einfach nicht mit. Es reicht völlig aus, wenn Sie sich ändern. Sie brauchen nicht darauf zu warten, daß es der andere tut.

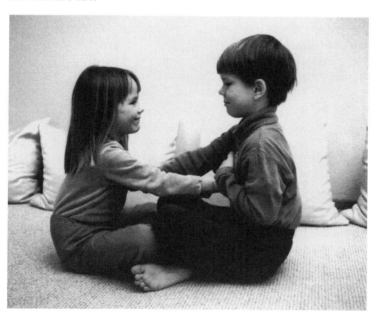

Happy birthday

Singen Sie, sooft Sie Lust haben, das Lied „Happy birthday"
mit Ihrem Namen. Zum Beispiel: „Happy birthday to me,
happy birthday to me, happy birthday, dear Barbara, happy
birthday to me." Wir sollten dieses Lied – nicht nur an unserem Geburtstag – laut und voller Inbrunst und Gefühl
singen.

Das Lied soll uns daran erinnern, daß wir jeden Augenblick mit all unseren Fähigkeiten neu geboren werden, daß
unsere Möglichkeiten unbegrenzt sind und es keinen Grund
gibt, sich ständig mit den begrenzten Erfahrungen der Vergangenheit zu identifizieren. Und wenn wir unseren Namen
singen, kann uns das daran erinnern, daß wir gerade in dieser turbulenten Zeit, in der es um alles oder nichts geht, aus
einem wichtigen Grund auf die Erde gekommen sind. Wir
haben uns unseren Namen selbst ausgesucht und ihn viele
tausend Male gehört und gelesen, und dadurch ist er für uns
eines der stärksten Mantren, eine heilige, kraftvolle Klangschwingung. Wir können das „Happy birthday"-Lied gleich
morgens nach dem Aufstehen singen, wenn wir auf den Bus
warten oder beim Fahrradfahren. Wir werden merken, daß
wir unwillkürlich anfangen zu lächeln und daß unsere Stimmung sofort besser wird. Wir sollten dieses Lied aber auch
besonders dann singen, wenn wir einmal traurig sind oder
nicht so genau wissen, warum wir auf der Welt sind. „Happy
birthday"-Singen erinnert uns daran, daß wir etwas ganz
Besonderes sind, und wir feiern damit unsere Einzigartigkeit
und unsere besondere Schönheit.

2
Über die Chakren

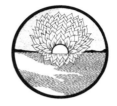

Seht ihr den Mond dort stehen?
Er ist nur halb zu sehen und ist doch
rund und schön.
So sind wohl manche Sachen,
die wir getrost belachen, weil unsere
Augen sie nicht sehn.

Matthias Claudius

Meine Freundin hatte andauernd Rückenschmerzen und ging zum Arzt, um sich untersuchen zu lassen. Bei der Untersuchung erklärte sie ihm, sie habe immer Schmerzen in dem Bereich ihres Rückens, an dem sich ein Chakra befindet, an dem sie besonders intensiv arbeitet. Der Arzt sagte, so etwas gäbe es nicht, und sie solle dieses Thema nicht mehr erwähnen. Als sie auf ihrer Beobachtung beharrte und sich nicht den Mund verbieten lassen wollte, wurde sie „aus seelischen Gründen" krankgeschrieben.

Der Begriff „Chakra" stammt aus dem Sanskrit und heißt übersetzt „Rad". Obwohl wir unsere Chakren nicht sehen können, könnten wir ohne sie nicht leben. Schon vor einigen tausend Jahren wurden sie in den Upanishaden erwähnt, die zu den ältesten Schriften der Menschheit zählen.

Entlang unserer Wirbelsäule befinden sich sieben Hauptenergiezentren, durch die wir kosmische Energie aufnehmen und auf eine niedrigere Schwingung bringen, so daß sie der Körper – zum Beispiel die Organe und Drüsen – nutzen kann. Im Buch *Die Fünf »Tibeter«* werden diese Zentren „Wirbel" genannt. Hellsichtige sehen die Energie in den Chakren als Lichtwirbel. Die Inder stellen sich die Chakren auch als Lotosblüten vor, die mehr oder weniger geöffnet, das heißt durchlässig für die kosmische Energie sind. Wir können sie uns vielleicht besser als Rosenblüten vorstellen. Ganz geschlossen sind die „Knospen" aber nie. Wenn Ihnen jemand weismachen will, eines Ihrer Chakren funktioniere nicht, sollten Sie ihm nicht glauben. Wenn auch nur eines Ihrer Chakren nicht arbeiten würde, wären Sie nicht mehr am Leben.

Die Bedeutung der Chakren

Jedes Chakra hat einen körperlichen, einen emotionalen, einen verstandesmäßig-schöpferischen und einen Aspekt geistigen oder spirituellen Wachstums. Sie alle dienen einem ganz besonderen Zweck, der mit einer bestimmten Einstellung gegenüber der Wirklichkeit verbunden ist. Jedes Chakra hat demnach eine Hauptausrichtung, eine ganz bestimmte Zielsetzung und einen eigenen Willen.

Vom ersten Chakra, dem Bewußtseinsbereich des Körpers, gehen alle körperlichen Empfindungen wie Lust, Schmerz und Wut aus. Von diesem Energiezentrum wird der Selbsterhaltungstrieb beeinflußt. Es gibt zum Beispiel Menschen, die hauptsächlich vom ersten Chakra her leben und alles Leben aus der Sicht des Körpers sehen. Der Zweck dieses Chakras ist, zu leben und am Leben zu bleiben, unabhängig davon, welche Folgen das haben kann. Wenn wir uns Geschichtsbücher anschauen, sehen wir, daß sie voll von Männern und Frauen sind, die vom ersten Chakra bestimmt sind und voller Eroberungssucht, Machthunger und Ehrgeiz waren. Wer vom ersten Chakra aus lebt, hat das große Bedürfnis, seine Lebenskraft und Stärke zum Ausdruck zu bringen.

Das zweite Chakra steht für den emotionalen Bereich. Alle Gefühle werden von diesem Zentrum aus verarbeitet. Hier ist auch der Sitz unserer Schöpfungskraft oder Kreativität im weitesten Sinn: der eigenverantwortlichen Gestaltung unseres Lebens.

Das dritte Chakra steht für den gedanklichen Bereich. Von diesem Zentrum aus bilden wir uns Meinungen und Gedanken und beurteilen Ereignisse und Dinge, uns selbst und andere. Hier liegt das Zentrum unserer Willenskraft und unserer Fähigkeit, Ziele zu verfolgen, sie in die Tat umzusetzen und uns den Herausforderungen des weltlichen Lebens zu stellen.

Im vierten Chakra wird eine Brücke zwischen der materiellen und der geistigen Welt geschlagen. Hier ist eine Ebene des Bewußtseins angesiedelt, auf der totale Umwandlung möglich wird und die Grenzen der persönlichen Interessen und Bedürfnisse überschritten werden. Dies ist das Zentrum der bedingungslosen Liebe und des Mitgefühls. Diese Energie ist auf das Wohlergehen aller Wesen ausgerichtet.

Das fünfte Chakra steht für die Fähigkeit, andere mit Worten zu beeinflussen, etwas zu bewegen und sich selbst auszudrücken. In diesem Zentrum ist auch die Fähigkeit, alles zum richtigen Zeitpunkt zu tun, verankert. Außerdem steht dieses Chakra für Gerechtigkeit, Wahrheitsliebe und Aufrichtigkeit.

Das sechste Chakra wird auch als „drittes Auge" bezeichnet. Von diesem Zentrum aus können wir in unsere Zukunft schauen. Dieses Chakra steht für eine ganzheitliche Sichtweise; wir sehen das Licht hinter den Dingen. Es ist der Sitz von Vorstellungskraft, Voraussicht, Hellsichtigkeit und der Verwirklichung von Träumen und Gedanken.

Das siebte Chakra wird auch „Krone" genannt. Hier ist der Ort des Einsseins mit allem Lebendigen, des Verschmelzens mit der Einheit und dem All. Wir können uns zum besseren Verständnis einen Wassertropfen vorstellen, der seine Grenzen aufgibt und mit Millionen von anderen Wassertropfen zum großen Ozean verschmilzt. Dieses kosmische Bewußtsein wird von Freude und totaler Erfüllung begleitet und kann nur erlebt, nicht aber vom Verstand begriffen werden.

Über die Chakren

Wie wir die Chakren entwickeln können

Durch das oberste Chakra (das Kronenzentrum) strömt kosmische Energie in uns ein. Sie durchläuft dann spiralförmig alle Chakren von oben nach unten und verbindet sich im untersten Chakra (dem Wurzelzentrum) mit der Erdenergie, die wir ständig durch die Fußsohlen aufnehmen – auch im obersten Stockwerk eines Hochhauses. Von dort durchfließt diese universale Lebenskraft spiralförmig alle Zentren von unten nach oben und wird durchs Kronenzentrum abgegeben. Dieser gesamte Vorgang findet ständig gleichzeitig statt.

Einige unserer Chakren („Rosenblüten") sind schon weit geöffnet, andere befinden sich noch im „Dornröschenschlaf" des Knospenstadiums, andere sind leicht geöffnet. Durch die Fünf »Tibeter« und andere in diesem Buch vorgestellte Chakra-Übungen werden alle Energiezentren harmonisch und natürlich entwickelt, das heißt, „Nachzügler", die noch ziemlich weit geschlossen und damit undurchlässig für kosmische Energie sind, holen allmählich gegenüber den anderen Chakren auf. Diese Entwicklung ist harmonisch und sanft, so als ob die Sonne auf die Blüten scheint und diese sich langsam öffnen.

Die Fünf »Tibeter« helfen uns, die niedrigeren Schwingungen der körperlichen, emotionalen und gedanklichen Ebene, die eine langsamere Frequenz oder Schwingungsdichte haben, mit der universalen Schwingung in Einklang zu bringen, die die höchste Schwingung im Universum ist. Im Hinblick auf unsere Chakren heißt „Erleuchtung", daß alle unsere Energiezentren so strahlend und aktiv geworden sind, daß sie zu einer Lichtsäule verschmelzen. „Erleuchtung" heißt auf englisch „Enlightenment". „Light" heißt „Licht", aber auch „leicht". Wir können nämlich auf dem Weg zur Erleuchtung nur wenig „Gepäck" mitnehmen, müssen alles hinter uns lassen, was uns belastet, wie ein Fesselballonfahrer, der nach oben in den Himmel höherer Bewußtseinsebenen aufsteigen möchte.

Wenn alle unsere Chakren aktiv und im Gleichgewicht sind, haben Krankheiten keine Chance. Erst wenn auf der feinstofflichen Ebene unserer Energiezentren ein Ungleichgewicht entstanden ist, kann es auf der körperlichen Ebene zu Krankheitssymptomen kommen. Deshalb ist die Arbeit an den Chakren sehr wirksam zur Vorbeugung von Krankheiten jeder Art. In Indien und China arbeiteten die Ärzte früher fast nur im Energiebereich und damit im Bereich der Entstehung von Krankheiten. Ein Arzt, der viele kranke Menschen in seinem Behandlungsbereich hatte, wurde mit Schimpf und Schande aus der Provinz verwiesen und mußte sich ein neues Betätigungsfeld suchen. Bei uns ist es genau umgekehrt: Je mehr Patienten ein Arzt hat, desto besser geht es ihm finanziell.

Die Lotosblume

Die Lotosblume ist ein spirituelles Symbol. Sie wächst wie die Seerose in Seen, und ihre lange Wurzel ist tief im morastigen Grund verwurzelt. Sie ist deshalb ein Symbol für totale Umwandlung oder Transformation, weil sie aus dem Schlamm Kraft für ihre wunderschöne Blüte gewinnt. Der Morast steht für unsere negativen Gefühle, die die Nahrung für schöne Gefühle und Eigenschaften wie Aufrichtigkeit, bedingungslose Liebe und Freude sein können.

Durch Übungen wie die Fünf »Tibeter« bringen wir Negativität ganz natürlich und mühelos auf eine höhere Schwingung und verwandeln sie in positive, aufbauende, lebensbejahende Gedanken und Gefühle. Je aktiver unsere Chakren sind, desto mehr erwachen unsere inneren kosmischen Qualitäten wie Liebe, Mut, geistiger Friede, Freude am Sein, Mitgefühl und Weisheit. Damit wächst vollkommen unabhän

Über die Chakren

gig von äußeren Umständen auch die Lebensqualität. Je mehr wir diesen inneren Reichtum entdecken, desto weniger sind wir auf äußeren angewiesen.

Wir erleben, daß die innere Sonne immer scheint, auch wenn sie manchmal von den Wolken negativer Gefühle und Gedanken verdeckt ist. Ihr inneres Licht scheint und strahlt immer. Wenn wir das erkannt haben, können wir aus dem Vollen schöpfen und so, wie die Sonne ihr Licht und ihre Wärme ausstrahlt, ohne Erwartungen und Bedingungen unsere Liebe und Weisheit ausstrahlen. Dann entwickeln wir uns vom Bewußtsein des Mondes, der nur leuchtet, wenn er beschienen wird, zum Bewußtsein der Sonne, die Energie aus sich selbst heraus schöpft.

Wir können uns in unserem Alltag mit vielen Sonnen umgeben – zum Beispiel auf Bildern, Anhängern oder Servietten –, um uns daran zu erinnern, wer wir wirklich sind: wunderbare, kraftvolle Wesen, die dazu bestimmt sind, Liebe und Licht zu verbreiten. Wie die Sonne sind auch wir „rund (ganz, vollständig) und schön", und wir können lernen, immer mehr mit unseren „inneren Augen" zu sehen und zu akzeptieren, daß es noch andere Wirklichkeiten gibt als die sichtbare.

3
Eine Phantasiereise für Kinder (und Erwachsene)

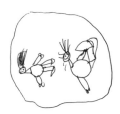

Lesen Sie Ihrem Kind diesen Text langsam und deutlich vor. Lassen Sie ihm genug Zeit, um zu träumen und sich das Gehörte vorzustellen.

„Stell dir vor, du fliegst mit mir in den Himalaja. Das ist das höchste Gebirge der Welt. Wir fliegen in ein Land, in dem die Menschen schön und gesund sind. Sie haben einen aufrechten, stolzen Gang und blicken uns Fremde freundlich an. Die Menschen dort sind nicht mit äußeren Reichtümern gesegnet, aber sie haben Kontakt zu ihrem inneren Reichtum gefunden. Sie sind mit der Erde unter ihnen und dem weiten, blauen Himmel über ihnen verbunden. Es kann sie kaum etwas aus ihrem inneren Gleichgewicht reißen; sie strahlen eine heitere Gelassenheit aus, weil sie ihre Probleme nicht zu schwer nehmen. Stell dir vor, du bist von der Erhabenheit majestätischer schneebedeckter Berge umgeben, die Tausende von Metern in den Himmel ragen.

Deine Probleme würden dir dann wahrscheinlich klein und unwichtig vorkommen. Die Weite der Landschaft läßt deinen Gedanken Raum. Die äußere Stille hilft dir, innerlich zur Ruhe zu kommen und den Geräuschen der Natur zu lauschen: dem Wind, der über die Hochebene streicht; dem Kreischen der Adler und dem Meckern der Ziegen. Wenn du willst, kannst du tagelang mit der Natur um dich herum allein sein. Hier leben Menschen, die Kraft aus ihrer Mitte schöpfen und Macht über ihren Körper, ihre Gefühle und Gedanken gewonnen haben. Auch du kannst das, wenn du es nur zuläßt. In dir ist die Kraft verborgen, Berge zu versetzen und die Welt zu verändern, indem du zunächst einmal deine Welt veränderst.

Stell dir ein Leben vor, in dem du aus der Kraft der Stille handelst. In der Stille liegt die Kraft. In dir wartet ein Ozean von Energie darauf, zum Fließen zu kommen. Stell dir einen großen See vor, in dem sich der Himmel und die Berge ringsherum glasklar spiegeln. Dieser See in dir ist zur Zeit etwas trübe, und seine Oberfläche ist von deinen Gedanken und Gefühlen aufgewühlt. Ein solcher See kann die Schönheiten des Lebens nur unvollkommen spiegeln. Dazu aber sind wir hier: um die Schönheit des Lebens widerzuspiegeln und miteinander zu feiern.

Wir suchen schweigend einen Meister auf, der halbnackt im Schnee meditiert. Er sitzt dort schon seit Tagen. Die Kälte kann ihm nichts anhaben, ihm ist wohlig warm, denn der Geist ist stärker als die Materie. Viele Menschen hier leben nach diesem Gesetz. Andere Meister leben schon viele Tage ohne Essen und Trinken, ernähren sich von dem Prana, der Lichtschwingung in der Luft. Sie leben aus der Fülle, nicht mehr aus der Angst heraus, nicht genug zu bekommen. Ihnen kann das Alter nichts mehr anhaben. Sie leben aus der Freude und Kraft des Augenblicks. Sie genießen jeden Moment intensiv. Die Vergangenheit hat keine Macht über sie, sie machen sich auch keine Sorgen um die Zukunft.

Schau in die Augen eines dieser weisen Männer. Blicke in einen Ozean von Liebe und Weisheit, der deine Liebe und deine Weisheit widerspiegelt. Nimm wahr, wie du dich in der Gegenwart dieses Mannes stark und glücklich fühlst. Laß dich durch ihn daran erinnern, wer du in Wahrheit bist: ein Wunder an Kraft, ein Pfeil, der von einer göttlichen Sehne schnellt.

Sieh einem Meister zu, der eine meditative Kampfkunst ausübt. Bewundere seine Geschmeidigkeit, Kraft und Mühelosigkeit, das Fließen seiner Bewegungen. Das ist Handeln im

Nichthandeln. In der Stille liegt die Kraft. Diese Kraft ist auch in dir und wartet darauf, von dir entdeckt zu werden.

Fliege weiter mit mir zu einem Kloster. Sieh den Menschen dort zu; sie sind geschmeidig und jung wie Rehe. Sie sind uralt und doch alterslos. Vom Wesen her sind sie jünger als viele junge Leute bei uns. Und auch äußerlich: muskulöse Körper, glatte Haut, leuchtende Augen, vibrierende Energie. Sie sprühen vor Ideen und Tatendrang. „Ich kann nicht" gibt es in ihrem Wortschatz nicht. Die ganze Welt liegt ihnen zu Füßen. Sie bestimmen, was sie im Leben wollen. Ihr Wille ist eins mit ihrer Bestimmung.

Das Glück ist nicht länger wie ein Stück glitschiger Seife, das einem ständig wieder entgleitet. Sie *sind* das Glück; ihre Lebensfreude kann durch nichts mehr getrübt werden. Das Leben ist ein Spiel geworden, und ihre Intuition flüstert ihnen die richtige Zeit für ihren Einsatz zu. Sie geben sich ganz der Situation hin und bekommen alles von ihr zurück. In diesem göttlichen Spiel gibt es nur Gewinner. Schau diesen Menschen zu. Sie praktizieren uralte Riten, die die Fünf »Tibeter« heißen.

Kann das Leben wirklich so einfach sein? So viel Freude und Kraft durch diese einfachen Übungen? Ich lade dich ein, sie auszuprobieren. Fliege mit mir, komm mit. Laß dich auf diese Reise ein. Ihr Ausgangspunkt ist hier, ihr Beginn jetzt, und sie wird dich in die Unendlichkeit der Ewigkeit führen.

... für Kinder

4
Die Fünf »Tibeter« (für Kinder)*

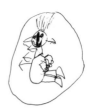

„Es gibt nichts Gutes, außer man tut es." Es nützt nichts, über den Geschmack eines Apfels nachzudenken, am besten, man beißt einfach rein, dann weiß man, wie er schmeckt. Es bringt auch nichts, darüber zu spekulieren, ob die Fünf »Tibeter« wirklich soviel bringen. Am besten probierst du sie einmal aus. Es bringt aber nichts, nur alle paar Monate einmal einen Apfel zu essen; es ist besser, jeden Tag einen zu essen. Wenn du diese einfachen Übungen mindestens vier Wochen lang jeden Tag gemacht hast, ist die gute Wirkung für dich keine Theorie mehr, sondern praktische Erfahrung geworden, und du willst wahrscheinlich in deinem Leben nicht mehr darauf verzichten wollen.

Die Übungen sind sinnvoll aufeinander abgestimmt und regen den Energiefluß in den Energiezentren an. Dadurch beleben sie die ihnen zugeordneten Nerven, Organe und Drüsen. Darüber hinaus stärken sie den ganzen Körper und machen uns geschmeidiger und gelenkiger.

Die fünf Übungen oder „Riten" sind einfach zu machen und brauchen keine Vorkenntnisse oder besondere Geschicklichkeit.

---

* Bitten Sie Ihr Kind, dieses Kapitel zu lesen, oder lesen Sie es ihm langsam vor, und demonstrieren Sie die einzelnen Übungen. Erklären Sie falls nötig bestimmte Begriffe wie „Chakren" oder „Drüsen".

Die beste Tageszeit

... für Kinder

Am besten macht man die Übungen gleich morgens nach dem Duschen; wer will, kann sie auch zusätzlich am frühen Abend machen. Wer nach den Fünf »Tibetern« viel schwitzt, sollte lieber hinterher duschen. Wenn du direkt vor dem Einschlafen übst, kann es sein, daß du so wach wirst, daß du schlecht einschläfst.

Die besten Ergebnisse habe ich, wenn ich morgens und am frühen Abend übe. Durch das morgendliche Üben bin ich für den Rest des Tages seelisch und körperlich belastbarer. Ich habe aber gemerkt, daß ich vom Abend viel mehr habe, wenn ich die Übungen ein zweites Mal gemacht habe. Ich kann dann besser lernen, bin besser gelaunt und frisch und ausgeruht. Die Erholung ist tiefer, und ich komme mit weniger Schlaf aus.

Wie oft, in welchem Rhythmus und in welchem Tempo?

Die beste Wirkung haben die Fünf »Tibeter«, wenn man sie langsam und besinnlich macht und sich zwischendurch Zeit für ein paar tiefe Atemzüge läßt. Man beginnt mit zehn oder zwölf Wiederholungen und steigert sich pro Woche um drei bis fünf, so daß man nach einiger Zeit bei 21 Wiederholungen angelangt ist. Weitere Wiederholungen haben keinen zusätzlichen Effekt. Es ist am besten, die Übungen jeden Tag zu machen. Aber wenn man einmal einen Tag in der Woche ausläßt, macht das nichts. Wenn man einmal zum Beispiel wegen Krankheit über längere Zeit aussetzen muß, fängt man einfach wieder mit der Anzahl der Wiederholungen an, die sich gut anfühlt, und steigert sich langsam.

Man muß nicht immer alle fünf beziehungsweise sechs Übungen machen, auch wenn die Ausführung aller Übun-

... für Kinder

gen hintereinander die beste Wirkung hat. Wer gerade mal Lust auf das Drehen hat, macht einfach nur die erste Übung. Weniger ist besser als nichts. Das gilt auch für die Anzahl der Wiederholungen. Es ist besser, morgens drei Wiederholungen zu machen, als gar keine.

Es hat keinen Zweck, die Übungen so schnell wie möglich zu machen. Durch ruckartige Bewegungen kann man sich vor allem im Nacken und Rücken so verspannen, daß man tagelang Schmerzen hat. Also lieber langsam und besinnlich. Auch wenn man die 21 Wiederholungen langsam macht, dauern die Fünf »Tibeter« nur etwa eine Viertelstunde.

Du wirst aber merken, daß du den ganzen Vormittag etwas davon hast. Du bist wacher, dein Gedächtnis funktioniert besser, du hast bessere Ideen und bist besser gelaunt.

Ein Vorschlag: Versuch einmal die Übungen mit geschlossenen Augen zu machen. Dann kannst du deine Aufmerksamkeit leichter nach innen richten.

Mit leerem Magen üben

Es ist wichtig, die Übungen mit leerem Magen zu machen, also vor dem Frühstück oder dem Abendessen. Mit vollem Bauch könnte dir leicht übel werden. Am besten ist es, du machst die Fünf »Tibeter« frühestens drei Stunden nach der letzten Mahlzeit. Nach dem Essen konzentriert sich viel Energie im Bauch, und sie kann nicht durch den ganzen Körper zirkulieren. Das ist aber für den Erfolg der Fünf »Tibeter« wichtig.

Frische Luft ist gut

Am besten ist es, nicht zu viel anzuhaben, vielleicht Shorts und ein T-Shirt, weil einem sowieso warm wird. Zu kalt sollte es aber auch nicht sein. Schön ist es, ein Fenster offen zu haben, um sich bei der automatisch tieferen Atmung ausreichend mit Sauerstoff zu versorgen (siehe auch die Atemübungen).

Wenn es warm genug ist, kann man die Übungen auch wunderbar draußen machen, vielleicht auf einer Waldlichtung oder am Strand. Wir sind Teil der Natur und werden von ihr unterstützt. Draußen ist die Strahlung der Erde, die wir durch die Fußsohlen aufnehmen, und die der kosmischen Energie, die wir über das Kronenzentrum empfangen, noch intensiver als in geschlossenen Räumen.

... für Kinder

Ein angenehmer Ort zum Üben

Wir sollten die Übungen barfuß auf einer rutschfesten Unterlage machen. Das ist besonders wichtig für den fünften Ritus. Ich mache die Fünf »Tibeter« auf einem dicken Wollteppich.

Schön ist es, wenn wir die Übungen immer am gleichen Ort ausführen, und am besten, wenn wir dort nichts anderes als die Fünf »Tibeter« machen. Wenn das nicht geht, sollte der Platz wenigstens sauber, ordentlich und einladend sein. Wenn du magst, kannst du dir das Poster „Die Fünf »Tibeter« laden ein"* an die Wand hängen. Mir hat dieses Plakat in der Anfangsphase geholfen, mich daran zu erinnern, die Übungen regelmäßig jeden Tag zu machen.

Das Gute ist, daß wir die Fünf »Tibeter« fast überall machen können. Ich bin oft unterwegs und habe festgestellt, daß fast jedes Hotelzimmer groß genug für die Übungen ist. Da wir nichts extra brauchen, können wir auch nichts vergessen. Für die Fünf »Tibeter« brauchen wir nichts und niemanden außer uns selbst.

---

* Dieses Poster bekommst du entweder in einer Buchhandlung oder direkt vom Verlag.

Die Fünf »Tibeter« (für Kinder)

... für Kinder

Die richtige Atmung

Wichtig ist die richtige Atmung. Man atmet in der angespannten Phase der Übungen ein und in der Entspannungsphase, wenn man zum Boden zurückkehrt, aus. Zwischen den einzelnen Riten gönnt man sich ein paar tiefe Atemzüge.

Der erste »Tibeter«

Der erste Ritus beschleunigt die Drehgeschwindigkeit der Energiezentren. Damit wird der Energiefluß in den Chakren angeregt und die damit verbundenen Nerven, Organe und Drüsen belebt. Wir bewegen uns im Uhrzeigersinn, das heißt in der Richtung, in der sich die Erde dreht. Damit fühlen wir uns auch mehr geerdet, stabiler und zentrierter. Chris Griscom hebt besonders diese Übung hervor und macht sie in vielen ihrer Seminare, weil wir so von negativen Gefühlen befreit werden. Die Energie steigt nach oben, und wir können nicht mehr krank sein oder Angst und Trauer empfinden. Nach ihren Erfahrungen verbessert der erste Ritus auch unsere Intelligenz, weil er die Gedanken klärt und eine Brücke zwischen rechter und linker Gehirnhälfte aufbaut. So kann die Energie schwingen, und wir schaffen beim Drehen ein vereinigtes Energiefeld um uns herum.

> Beim ersten »Tibeter« steht man aufrecht. Die Arme sind seitlich ausgestreckt und befinden sich parallel zum Boden. Die Handflächen zeigen nach unten, die Finger liegen aneinander. Die Arme bleiben die ganze Zeit in dieser Position, und man dreht sich nun im Uhrzeigersinn – also rechtsherum – ohne Unterbrechung 21 Mal um die eigene Achse.

Während des Drehens kann einem schwindelig oder leicht übel werden. Es ist erstaunlich, wie schnell das verschwindet,

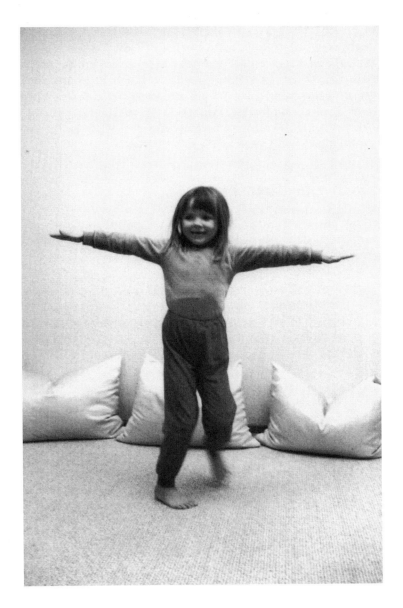

... für Kinder

Die Fünf »Tibeter« (für Kinder)

... für Kinder

wenn die Übung beendet ist. Wer das Gefühl hat, sich immer noch weiter zu drehen, kann noch während des Drehens die Handflächen etwa eine Handlänge vom Gesicht entfernt zusammenbringen und sich auf die Daumen konzentrieren. Das hilft uns, wieder ins Lot zu kommen. Wer möchte, kann auch an der Wand einen Punkt in Augenhöhe fixieren und sich auf seine Atmung und seine Körpermitte etwa drei Finger breit unterhalb des Nabels konzentrieren.

Der zweite »Tibeter«

Dieser Ritus stärkt die Rücken- und Bauchmuskulatur und verbessert den Stoffwechsel und dadurch auch die Verdauung.

Bei der zweiten Übung legt man sich auf ein Handtuch, eine Matte oder den Teppich. Du legst dich mit gerade ausgestreckten Beinen auf den Rücken. Die Hände liegen mit den Handflächen nach unten direkt neben dem Körper.

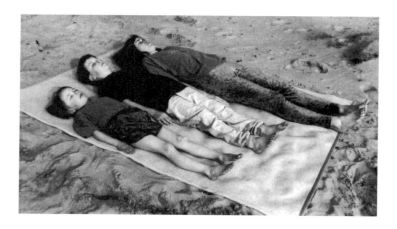

Du atmest durch die Nase ein und hebst die Beine hoch – bis etwas über die Senkrechte hinaus –, während du gleichzeitig den Kopf hebst und das Kinn an die Brust ziehst. Dabei sind die Knie durchgedrückt. Der gesamte Rücken und der Po bleiben auf dem Boden. Es handelt sich um eine einzige fließende Bewegung.

... für Kinder

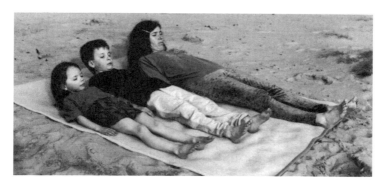

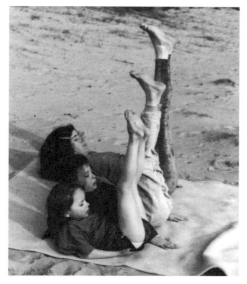

Die Fünf »Tibeter« (für Kinder)   41

... für Kinder

Jetzt atmest du durch Mund oder Nase aus und bringst Beine und Kopf langsam zurück in die Ausgangsposition. Insgesamt kannst du diese Bewegungsabfolge 21 Mal machen. Du solltest beim Heben der Beine und des Kopfes einatmen und dann ausatmen, wenn du sie langsam in die Ausgangsposition zurückführst.

Hinterher atmest du noch einige Male tief ein und aus.

Manche Kinder nehmen Schwung und machen die Übung zu schnell. Dabei hebt sich der Po vom Boden, und sie fangen an zu schaukeln. Das ist nicht gut für die Wirbelsäule. Wer die Übung nicht so schafft, wie ich sie beschrieben habe, sollte entweder weniger Wiederholungen machen oder die Knie erst in Richtung Kopf beugen, bevor er die Beine nach oben ausstreckt.

Der dritte »Tibeter«

Bei diesem Ritus steigt die Energie in die Herzgegend, und wir aktivieren gleichzeitig das Halszentrum. Wir öffnen uns einer Kraft, die uns immer mehr unterstützen und tragen wird. Unser Immunsystem wird gestärkt, da wir die Thymusdrüse anregen, mehr weiße Blutkörperchen zu bilden. Außerdem bekommen wir durch die starke Dehnung und Durchblutung des Halses seltener Halsschmerzen und werden nicht so leicht heiser.

Bei der dritten Übung kniest du dich hin. Die Beine sind parallel und hüftbreit auseinander. Die Zehen sind aufgestellt, und die Füße befinden sich im rechten Winkel zum Boden. Die Handflächen liegen auf der Rückseite der Oberschenkel gleich unterhalb des Pos. Der Körper ist aufrecht, und das Kinn ziehst du an die Brust.

Nun atmest du durch die Nase ein und lehnst dich dabei von der Taille aus zurück – so weit, wie es dir ohne

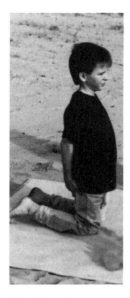
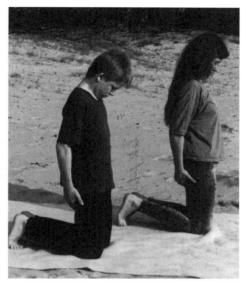
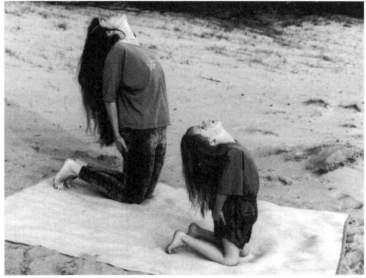

... für Kinder

Die Fünf »Tibeter« (für Kinder)

... für Kinder

Anstrengung möglich ist. Dabei stützt du dich an den Oberschenkeln ab. Während du ausatmest, kehrst du in die Ausgangsstellung zurück. Diese Bewegungsabfolge solltest du – wenn möglich – ohne Unterbrechung 21 Mal ausführen.

Im Kniestand sollten die Zehen unbedingt aufgestellt sein, damit man nicht zu stark ins Hohlkreuz abknickt. Auch das Anspannen der Gesäßmuskeln unterstützt die Wirbelsäule. Der Kopf wird nicht ruckartig nach vorn und hinten geworfen, sondern vom Kinn aus langsam nach vorn und hinten geführt.

Als Ausgleichsübung bietet sich hier die Embryo-Stellung an. Du läßt den Po auf den Fersen, die Stirn auf dem Boden und läßt Arme und Schultern locker neben den Beinen ruhen. Die Handflächen zeigen nach oben. In dieser Stellung kannst du dich einige Minuten lang entspannen.

Der vierte »Tibeter«

Dies ist ein sehr kraftvoller Ritus, der die sexuelle Energie stärkt und erhöht, weil er das Sinnlichkeitszentrum anregt. Wir entdecken und entwickeln unsere schöpferischen, kreativen Möglichkeiten immer stärker. Die Energie fließt die Beine hinunter, und wir fühlen uns besser geerdet.

Du setzt dich auf den Boden und streckst die Beine gerade nach vorne aus. Die Füße sind ungefähr 30 Zentimeter weit auseinander. Die Handflächen legst du neben den Po parallel zu den Hüften auf den Boden und ziehst das Kinn an die Brust.

Beim Einatmen sammelst du deine Energie und hebst den Körper vom Boden, bis der Rumpf parallel zum Boden eine gerade Linie mit den Oberschenkeln bildet. Du

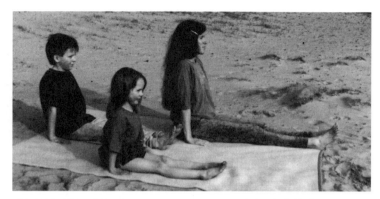

... für Kinder

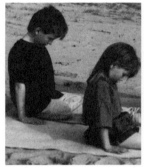
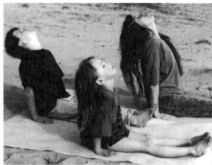

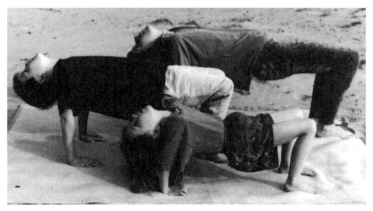

Die Fünf »Tibeter« (für Kinder)

... für Kinder

machst sozusagen eine Brücke. Gleichzeitig legst du behutsam den Kopf in den Nacken. In dieser Position spannst du dann einen Augenblick lang jeden Muskel des Körpers an.

Während du in die Ausgangsposition zurückkehrst, atmest du aus. Diesen Bewegungsablauf kannst du ohne Unterbrechung 21 Mal machen. Zum Abschluß atmest du noch einige Male tief ein und aus.

Die Füße sollten sich bei dieser Übung nicht bewegen. Außerdem sollten die Arme nicht einknicken; die Bewegung erfolgt vom unteren Rücken aus.

Als Ausgleichsübung empfiehlt es sich, im Sitzen den Oberkörper locker nach vorn über die aufgestellten Beine hängen zu lassen. Das dehnt und entspannt die Muskeln im unteren Rücken.

Der fünfte »Tibeter«

Dieser Ritus schafft eine Brücke zwischen den Keimdrüsen und der Zirbeldrüse, wobei alle Energieflüsse des Körpers vor und zurück bewegt werden. Der fünfte »Tibeter« bewirkt ein tiefgehendes Ausbalancieren unserer Energien und aktiviert uns auf sehr kraftvolle Weise.

Du beginnst die Übung, indem du dich auf Handflächen und Fußballen stützt, so, als ob du Liegestütze machen wolltest. Die Zehen sind aufgestellt. Hände und Füße sind jeweils etwa 60 Zentimeter weit auseinander. Die Arme befinden sich senkrecht zum Boden, und die Wirbelsäule ist durchgebogen, so daß der Körper nach unten durchhängt. Der Kopf ist so weit wie möglich in den Nacken gelegt.

... für Kinder

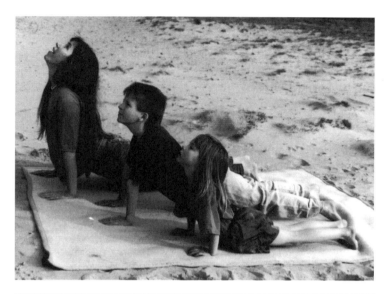

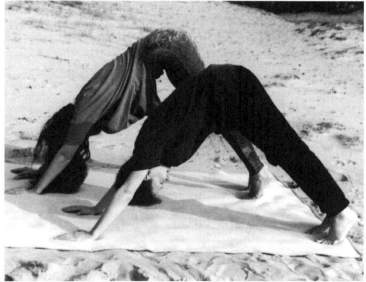

Die Fünf »Tibeter« (für Kinder)

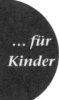

... für Kinder

Du hebst nun beim Einatmen den Po und ziehst das Kinn an die Brust. Dabei bleiben Arme und Beine gestreckt, so daß der Körper ein Dreieck bildet.

Während du ausatmest, kehrst du in die Ausgangsstellung zurück. Diesen Bewegungsablauf kannst du insgesamt 21 Mal machen, und du atmest am Ende einige Male tief ein und aus.

Die Übung sollte unbedingt barfuß auf rutschfestem Boden gemacht werden. Während der gesamten Übung sollten nur die Handflächen und Fußballen den Boden berühren. Um den Lendenbereich zu entlasten, spannt man beim Ausatmen die Gesäßmuskeln an.

Als Ausgleichsübung bietet sich hier die Schlafstellung an. Dabei wird die Muskulatur im unteren Rücken gedehnt und entspannt. Du bleibst in der Bauchlage und ziehst ein Bein angewinkelt zur Schulter hoch. Der Kopf liegt auf der Seite, mit dem Gesicht in Richtung auf das angewinkelte Bein, und der Arm derselben Seite liegt locker angewinkelt daneben. Der andere Arm bleibt parallel zum Körper. Danach Wechsel in dieselbe Stellung auf der anderen Körperseite. Man schaut jeweils den angewinkelten Arm an.

Wem das zu umständlich ist, kann auch eine andere Ausgleichsübung machen: Die Fersen bleiben aufgestellt, du liegst auf Stirn und Unterarmen, mit den Handflächen nach unten und dem Po in die Höhe. Diese Stellung ist sehr entspannend und dehnt den unteren Rücken.

Eine Ergänzung zu den Fünf »Tibetern«

Durch den zusätzlichen sechsten Ritus bleiben wir nicht nur geistig fit, auch der ganze Körper soll dadurch erneuert werden. Die Schüler aus Chris Griscoms Nizhoni-Schule berichten, daß diese Übung ihnen hilft, die neuen Gefühle und

Energien der Pubertät zu kanalisieren. Diese Übung rundet das System ab und wird als „Krönung des Ganzen" bezeichnet, da sie sexuelle Energie nach oben leitet und sie den höheren Chakren zur Verfügung stellt. Sexuelle Energie wird transformiert, das heißt in eine Schwingung höherer Frequenz umgewandelt.

... für Kinder

Beim sechsten Ritus stellst du dich aufrecht hin und läßt alle Luft aus deinen Lungen entweichen. Dabei beugst du

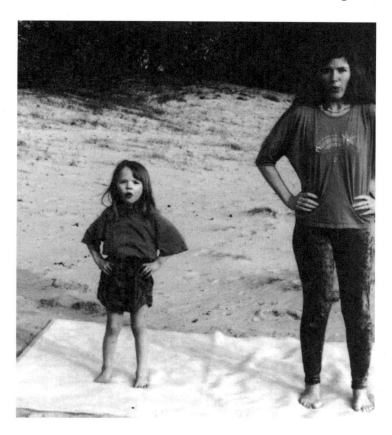

Die Fünf »Tibeter« (für Kinder)

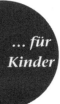

... für Kinder

dich nach vorn und legst deine Hände auf die Knie. In dieser vorgebeugten Haltung preßt du den Atem ganz aus dem Körper heraus, bis der Bauch völlig eingezogen ist.

Dann kehrst du – mit leeren Lungen – in die aufrechte Stellung zurück. Du legst die Hände auf die Hüften, drückst sie nach unten und schiebst dadurch die Schultern nach oben. Den Bauch ziehst du so weit wie möglich ein und hebst gleichzeitig die Brust an. Du bleibst in dieser Stellung, solange du es aushältst. Dann läßt du die Luft durch die Nase einströmen und atmest durch den Mund aus.

Dann entspannst du dich und läßt die Arme locker herunterhängen. Es reicht, diese Übung drei bis fünf Mal zu wiederholen. Zum Abschluß atmest du noch einige Male tief ein und aus.

5
Durch den Körper zum Geist

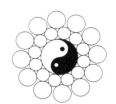

Der Körper ist ein wunderbares Instrument, um Erleuchtung zu erlangen – solange der Körper transformiert wird.

Pir Vilayat Inayat Khan

In jeder Zelle unseres Körpers ist schöpferische Intelligenz verborgen. Der Körper kann uns ein weiser Lehrer sein. Wenn wir die Spiritualität des Körpers entdecken, erleben wir wieder unsere Ganzheitlichkeit. Durch unsere Sinne können wir den Sinn unseres Lebens erfahren und durch den Körper zum Geist kommen.

Chris Griscom nennt ihre Seminare „Die Weisheit des Körpers". Denn der Körper enthält Botschaften und Lehren aus vergangenen Leben. Ich habe selbst beobachtet, wie Praktizierende der „Calligaris-Methode" bestimmte Punkte am Knie des zu Behandelnden drückten und dieser daraufhin anfing, aus früheren Leben zu erzählen. Und ich habe selbst Erfahrungen mit der „Pränatalen Therapie" gemacht, bei der bestimmte Stellen am Fuß massiert werden und der Behandelte sich an die Zeit vor seiner Geburt erinnern und diese aufarbeiten kann. Unsere Seele ist zu einem großen Teil in unserem Körper verborgen, und wir können deren Anteile und Informationen erkennen und für unsere Aufgaben in diesem Leben nutzen.

Wenn wir die Fünf »Tibeter« regelmäßig üben, entwickeln wir unser Körperbewußtsein und lernen, direkt auf die Bedürfnisse des Körpers einzugehen. Wir wissen dann einfach, welche Nahrung uns bekommt, welche Menschen, Aufgaben und Umgebungen uns liegen und unterstützen. Das ist in einer körperfeindlichen und verkopften Gesellschaft ein großer Gewinn. Wir leben dann nicht mehr mit einem Körper, sondern durch ihn. Wir drücken durch Stimme, Haltung und Gesichtsausdruck immer mehr genau das aus, was wir fühlen und denken, und werden dadurch glaubwürdig und überzeugend.

Das Bewußtsein der eigenen Identität – des Wissens, was und wer wir sind – kommt aus dem Gefühl des Kontaktes mit dem eigenen Körper. Nur wer sich seiner Gefühle bewußt ist, weiß, wer er ist. Ohne dieses Körperbewußtsein bleibt unser Geist körperlos und unser Körper geist- und leblos. Die Geist-Körper-Seele-Einheit kann sich allein durch den Intellekt nicht entfalten. Durch die aktiven Reize der Fünf »Tibeter« wird ein in unserem Körper verborgenes Urwissen von Erkenntnissen und Einsichten freigesetzt.

Dies klingt fast zu schön, um wahr zu sein. Um es für wahr und richtig zu empfinden, braucht man nicht daran zu glauben. Die eigene Erfahrung, also das Praktizieren der Übungen, reicht völlig aus. Was wir selbst erfahren, kann uns niemand mehr nehmen oder ausreden. Letztlich ist es nur die eigene Erfahrung, die im Leben zählt.

Auswirkungen der Fünf »Tibeter« auf den Körper

Der geistige Körper beherrscht den physischen. Wenn wir diese Riten mit ganzer Konzentration ausführen, sagen wir dem physischen Körper klar, was wir wollen: vibrierende, alterslose Lebenskraft.

Chris Griscom

Wenn man die Fünf »Tibeter« regelmäßig übt, steht man morgens viel lieber früher auf und kommt mit wesentlich weniger Schlaf aus. Immer öfter komme ich mit fünf, in Ausnahmefällen sogar mit drei Stunden Schlaf aus. Die Regenerationszeit, in der sich der Körper erholt, wird durch regelmäßiges Üben auffallend verkürzt. Auch bei Schlafstörungen helfen die Fünf »Tibeter«.

Die Haut wird elastischer und glatter, und unerwünschte Pölsterchen schmelzen langsam dahin – ohne Hungergefühl und Streß. Der Appetit und Geschmackssinn ändern sich. Oft verschwindet der Wunsch nach Süßem. Wenn der Körper über andere Kanäle genügend Energie bekommt, wie dies durch das Üben der Fünf »Tibeter« geschieht, wird der Energieschub durch Süßigkeiten überflüssig. Die Übungen verhelfen offenbar über die Regulierung der Schilddrüsenfunktion zu einem ausgewogenen Stoffwechsel und zu einer Anregung der Verdauungstätigkeit. Der Körper verfügt über mehr Energie, und das Hungergefühl normalisiert sich. Wir ernähren uns immer mehr von feinstofflicher Energie und brauchen dadurch weniger Nahrung.

Es hat sich gezeigt, daß die Fünf »Tibeter« gute Erfolge bei Kindern haben, die unter Lese-Rechtschreib-Schwäche (Legasthenie) leiden. Brigitte Gillessen berichtet im Buch *Erfahrungen mit den Fünf »Tibetern«* von erhöhter Konzentrationsfähigkeit und erhöhtem Energieniveau. Sie empfiehlt, schon ab dem Kindergarten- beziehungsweise Grundschulalter mit den »Tibetern« zu beginnen und die Übungen morgens vor dem Frühstück je zwei bis drei Mal zu machen und nochmals am Nachmittag vor den Hausaufgaben.

Durch die Fünf »Tibeter« bleiben die Chakren offen. Wenn die Energien frei und ungehindert durch die Chakren fließen können, werden wir seltener krank. Wenn Seele und Körper im Gleichgewicht sind, sind wir gesund.

Die gesamte Haltung verbessert sich, und wir werden aufrechter und damit auch aufrichtiger. Auch unser Selbstbe-

Durch den Körper zum Geist

wußtsein wächst, denn innere und äußere Haltung bedingen sich. Unsere Körperhaltung bestimmt, wie wir unsere Umwelt wahrnehmen.

Der Hals wird durch den stark in den Nacken gebeugten Kopf besser durchblutet. Dadurch werden die körpereigenen Abwehrkräfte gegenüber Erkältungen aktiviert.

Im Laufe der Zeit laden wir unsere Körper energetisch auf. Dadurch fällt uns das Üben der Fünf »Tibeter« immer leichter, und auch andere Arten körperlicher Aktivität fallen uns leicht. Wir fühlen uns vitaler und fit, haben mehr Energie zur Verfügung und leben aus einem Bewußtsein der Fülle heraus.

Wir sollten nur dann üben, wenn wir uns gesund fühlen. Kleine Unpäßlichkeiten können wir ignorieren, aber bei Fieber sollten wir die Übungen unterbrechen. Wenn das Fieber vorbei ist, fangen wir wieder mit zehn oder zwölf Wiederholungen an und steigern uns langsam, bis wir bei 21 Wiederholungen oder unserer „Wohlfühlzahl" angekommen sind.

Viele ältere Menschen praktizieren die Fünf »Tibeter«, um altersbedingte Müdigkeit, Verspannungen oder Antriebslosigkeit rückgängig zu machen. Was, wenn junge Menschen sie von früh an ausüben und solche altersbedingten Probleme gar nicht erst entstehen?

Auswirkungen der Fünf »Tibeter« auf die Gefühle

Die Fünf »Tibeter« führen bei Menschen, die unter Reizüberflutung und Stimmungsschwankungen leiden – auch bei hyperaktiven Jugendlichen –, zu größerer emotionaler Stabilität und Ausgeglichenheit.

Durch das Üben der Fünf »Tibeter« können wir mit längst vergessenen Gefühlen – wie Traurigkeit, Unlust und Wut – in Kontakt kommen, um sie endlich loszulassen. Diese befreite Energie steht uns dann wieder als Lebenskraft zur Verfügung.

Das schnelle Drehen bei der ersten Übung hilft uns, unseren Emotionalkörper von negativen Energien zu reinigen. Wenn wir in diesen negativen Energien feststecken, haben wir nicht die Kraft, ein ausgeglichenes, glückliches Leben zu führen. Durch das Drehen wird unsere Aura gestärkt, und die Unbeweglichkeit, die durch Depressionen und Unschlüssigkeit hervorgerufen wird, macht einem Gefühl von Kraft Platz, das wir immer dann bekommen, wenn wir große Mengen von Energie zur Verfügung haben. Wer im Laufe des Tages negative Gefühle wie Frustration oder Wut wahrnimmt und sie loswerden möchte, kann auch gerne nur die erste Übung machen.

Wir sind seelisch und körperlich stärker belastbar. Durch das regelmäßige Üben der Fünf »Tibeter« spüren wir eine ungewohnte Lebensfreude und Begeisterungsfähigkeit, die von äußeren Bedingungen unabhängig ist. Wir erkennen, daß wir Freude *sind*, daß unser natürlichstes Gefühl und unser wahrer Lebensausdruck die Freude am Sein ist.

Durch die Übungen werden die Drüsen zu einer vermehrten Hormonausschüttung angeregt. Durch die starke Produktion von Hormonen – zum Beispiel von Endorphinen (Glückshormonen) – wird das Gefühl des Wohlbehagens verstärkt und unsere emotionale Stabilität positiv beeinflußt.

Unsere Sinne schärfen sich. Wir nehmen Farben leuchtender wahr, das Essen schmeckt besser, Musik bekommt eine neue Dimension. Unsere Welt wird sinnlicher und lebendiger. Wir steigern unsere Lebensfreude und Lebenslust.

„Von den Sinnen zum Sinn." Unser Leben bekommt Sinn und Bedeutung. Nur wer in seinen Sinnen zu Hause ist, kann auch tiefe übersinnliche Erfahrungen machen. Wir erleben eine innere Lebensfülle und reagieren bewußt auf alles, was in uns und um uns herum geschieht.

Auswirkungen der Fünf »Tibeter«
auf den Verstand

Das Gehirn wird besser mit Sauerstoff und Nährstoffen versorgt. Wir können besser lernen und uns konzentrieren, und wir haben mehr und bessere Ideen.

Das Kurzzeit-, aber auch das Langzeitgedächtnis werden besser. Das heißt, Kinder können Informationen (wie beispielsweise Vokabeln und Formeln) nicht nur für eine kurze Zeit besser behalten, sondern auch über einen längeren Zeitraum.

Das Denken wird ganzheitlicher. Wir sehen nicht nur eine Ursache und Wirkung, sondern sind immer mehr in der Lage, ein Bündel von Ursachen und Auswirkungen gleichzeitig im Blick zu haben. Damit werden wir unserer mehrdimensionalen Wirklichkeit gerechter.

Unser Denken lockert sich auf. Wir denken immer weniger in Kategorien wie „entweder / oder", sondern immer mehr „sowohl / als auch". Das wird durch das chinesische Ying-Yang-Symbol dargestellt. Im Schwarzen ist auch ein bißchen Weiß enthalten, und im Weißen auch Schwarz. Das Symbol stellt die Vereinigung von Gegensätzen dar, wie beispielsweise positiv und negativ, weiblich und männlich, gebend und empfangend. Es gibt nichts, was nur „gut" ist, und nichts, was nur „schlecht" ist. In Indien sagt man: „Tat twam si." („Auch das bist du.") Diese Sichtweise hilft, Feindbilder und Vorurteile abzubauen. Durch positivere Gedanken haben wir auch positivere Gefühle.

Unsere Gedanken werden auch konstruktiver. Wir sehen immer mehr das Gute in uns, in anderen und in Ereignissen. Unsere Sichtweise und Einstellung bestimmt, wie wir die Wirklichkeit wahrnehmen. Wir stärken die positiven Seiten in uns und anderen. Probleme oder Schicksalsschläge werden zu willkommenen Lernchancen und Möglichkeiten des Wachstums. Das chinesische Schriftzeichen für „Krise" setzt sich aus den Elementen „Chance" und „Wandlung" zusammen.

Durch den Kontakt zu höheren Bewußtseinsebenen gelangen wir immer mehr zu „Dritte-Weg-Lösungen", das heißt zu Lösungen, die nicht die eine Seite zugunsten der anderen benachteiligen, sondern bei denen beide Seiten gewinnen. Man spricht im Englischen von einem „win-win-game", einem Spiel, von dem alle Beteiligten profitieren.

Unser Kontakt zur intuitiven Ebene – der „höheren Mentalebene" oder Intelligenz des Herzens – wird intensiver. Wir bekommen Eingebungen und Inspirationen und brauchen uns immer weniger den Kopf über Probleme zu zerbrechen oder uns unnütze Gedanken zu machen. Gefühl und Verstand verlieren ihre Gegensätzlichkeit, und der Verstand stellt sich immer mehr in den Dienst der Liebe.

Die Fünf »Tibeter« und die spirituelle Ebene

Die wahre Entdeckungsreise besteht nicht darin, daß man neue Landschaften sucht, sondern daß man mit neuen Augen sieht.

Marcel Proust

Durch die Ausübung der Fünf »Tibeter« aktivieren wir alle unsere Energiezentren, was sich auf unser spirituelles Wachstum auswirkt. Wir werden offener für universale Sichtweisen (Wurzelzentrum), haben mehr Vertrauen in den Fluß des Lebens (Sinnlichkeitszentrum), lernen zu akzeptieren, statt alles unter Kontrolle haben zu müssen (Sonnengeflecht). Unsere Liebesfähigkeit und unser Glücksempfinden wachsen (Herzzentrum); wir kommen mehr in Kontakt mit unserer Kraft, und unsere Beziehungen harmonisieren sich (Halszentrum); wir erweitern unsere Sichtweise zu einer ganzheitlichen und bekommen Eingebungen (drittes Auge); wir kom-

Durch den Körper zum Geist

57

men mehr mit unserer inneren Weisheit und Führung in Kontakt (Kronenzentrum).

Wir fühlen uns schon nach kurzer Übungspraxis innerlich in Hochstimmung – auch ohne äußeren Anlaß. Mit den Fünf »Tibetern« kommen wir in Kontakt mit den inneren Qualitäten von Freude, Ekstase, Glückseligkeit und tiefem Frieden.

Visionäre und prophetische Träume, in denen wir unsere Aufgaben im Leben besser erkennen oder Einblicke in unsere Zukunft und die des Planeten gewinnen, nehmen an Häufigkeit und Intensität zu. Erst wenn wir unsere wirkliche Aufgabe im Leben gefunden haben, sind wir erfüllt und glücklich und brauchen uns auch über die materielle Seite unserer Unternehmungen keine Gedanken mehr zu machen.

„Werdet wie die Kinder", heißt es in der Bibel. Auf unserer spirituellen Reise zu unserem wahren Selbst dürfen und müssen wir wieder wie kleine Kinder werden – voller Abenteuerlust, Liebe, Freude, Neugier, Vertrauen, Wachheit und Lust zum Aufbruch zu neuen Ufern. Kleine Kinder haben einen unbändigen Drang, Neuland zu erobern; viele Erwachsene und ältere Kinder haben Angst vor dem Fremden. Auch von der Beharrlichkeit kleiner Kinder können wir lernen. Wenn wir mit unserer pessimistischen Haltung hätten laufen lernen sollen, hätten wir wahrscheinlich nach ein oder zwei „Mißerfolgen" aufgegeben („Das ist dann wohl nichts für mich, dazu habe ich eben kein Talent").

Die Fünf »Tibeter« fördern den kindlichen Entdeckergeist, wecken das innere Kind, das in jedem Erwachsenen schlummert. Diese Qualitäten sind wahrscheinlich durch schlechte Erfahrungen und negative Programmierungen verschüttet worden, sind aber noch in uns lebendig und warten darauf, von uns wiederentdeckt und zu neuer Blüte gebracht zu werden.

Eine neue Welt voll reicheren Erlebens, übersinnlichen Erfahrungen wie Hellsehen und höherer Bewußtheit tut sich für uns auf.

Durch die Übungen wird unsere Kraft und geistige Wachheit erheblich gesteigert und die Energie in uns ins Gleichgewicht gebracht. Sie sind in dieser Hinsicht etwas ganz Besonderes und in ihrer Wirksamkeit anderen Yoga-Praktiken überlegen.[*]

Für Fortgeschrittene mit Lust auf mehr

Nehmen wir an, Sie und Ihre Familie praktizieren die Fünf »Tibeter« schon eine Weile. Sie werden gemerkt haben, daß Sie dadurch körperlich und geistig fit werden und wissen, daß Sie durch diese Übungen jederzeit in Kontakt mit Ihrer Lebensenergie und Ihren inneren Qualitäten wie Freude und Begeisterung kommen können. Im Bewußtsein von Freude und Liebe zu sein ist das Natürlichste auf der Welt. Ich beobachte das gerade an meiner vier Monate alten Tochter. Wenn sie nicht gerade sehr müde ist, Hunger hat oder die Windeln voll sind, strahlt und lächelt sie fast immer. Sie ist einfach Freude, und so kann auch unser normales Bewußtsein sein.

Eine gute Übung dazu: Beginnen Sie jeden Tag mit einem Lächeln. Egal, wie Ihnen zumute ist. Lächeln Sie einfach, ziehen Sie die Mundwinkel nach oben. Sie werden sehen, daß Sie dadurch automatisch in die Energie von Lächeln, Humor und Freude kommen. Das klingt Ihnen vielleicht zu einfach, aber probieren Sie es einmal eine Zeitlang aus. Wenn Sie den Tag mit einem Lächeln beginnen, kommen Sie auch später leichter in die Energie von Freude und Lachen. Und wenn Sie

---

[*] Siehe dazu das Buch von Yoga-Lehrer Christopher S. Kilham: *Lebendiger Yoga. Das Profi-Buch zu den Fünf »Tibetern« von Peter Kelder.* Integral. Volkar-Magnum, Wessobrunn 1995

morgens als erstes Ihre Kinder anlächeln, werden diese den Tag freudig beginnen können.

Vielleicht erinnern Sie sich noch an das bekannte Lied von Bobby McFerrin, „Don't worry, be happy". Hören Sie es sich öfter an, singen oder pfeifen Sie es. Dieses Lied ist eine Einladung an Sie, sich nicht ständig mit den äußeren Umständen, die manchmal sicher nicht erfreulich sind, zu identifizieren, sondern Abstand dazu zu bewahren und in Kontakt mit Ihrer inneren Freude, die immer da ist, zu kommen und zu bleiben.

Ich möchte Sie einladen, sich selbst und Ihre Familie jeden Morgen mit einem „Shanti" zu begrüßen, gemeinsam den Drei-Minuten-Power-Atem zu machen oder Ihre Chakren durch Musik oder Meditation zu harmonisieren.

Irgendwann werden Sie sich vielleicht fragen, ob es noch ähnlich kraftvolle und einfache Übungen gibt wie die Fünf »Tibeter«. Selbst von erfahrenen Yogalehrern wird dieses System im Hinblick auf seine Wirkung als einzigartig bezeichnet. Auch ich habe noch nichts Vergleichbares an „Input-/ Output-Verhältnis" gefunden, das heißt, ich kenne keine Methode, bei der so wenig Zeit investiert wird und der Gewinn so überwältigend ist.

Es gibt viele östliche Übungssysteme, die ganzheitlich wirken und den Körper mit einbeziehen, wie Chi Kung, Tai Chi, Aikido und Yoga. Diese Disziplinen sollte man aber gründlich lernen und jeden Tag für mindestens eine halbe Stunde praktizieren. Sie erfordern also einen höheren Zeitaufwand.

Vergleichbar mit den Fünf »Tibetern« sind die Yoga-Übungen „Gruß an die Sonne", die nur einige Minuten Zeit in Anspruch nehmen und Licht und Sonne in unsere Zellen bringen. Sie werden von Maruschi Magyarosy in ihrem Buch *Surya Namaskar* anschaulich beschrieben. Von derselben Autorin zusammen mit Michael Barnett stammt das Buch *Der menschliche Diamant*, in dem zwölf kraftvolle und ganzheitlich wirkende Körperhaltungen vorgestellt werden.

Persönliche Erfahrungen mit Kindern und den Fünf »Tibetern«

Die Fünf »Tibeter« sind ein ausgezeichnetes Mittel, die Phase des Ins-Bett-Gehens und -Bringens für alle Beteiligten erfreulicher zu gestalten. Der Tag war anstrengend gewesen. Um 8 Uhr Schule für meinen Sechsjährigen, hinterher noch Gitarrenunterricht, Turnen und Schularbeiten. Mein vier Monate altes Töchterlein war am Nachmittag außergewöhnlich quengelig gewesen und war um halb acht auch noch nicht zum Einschlafen zu bewegen.

Ich merkte, wie meine Energie allmählich zu Ende ging und daß ich keine große Lust hatte, meinen Sohn zur Eile zu drängen und mir noch eine besonders anspruchsvolle Gutenachtgeschichte auszudenken. In dieser Hinsicht ist Michael *sehr* anspruchsvoll.

Gott sei Dank fiel mir in diesem Moment ein, daß mein Sohn noch nicht die Fünf »Tibeter« gemacht hatte. Das ist für mich oft eine schöne Gelegenheit, sie das zweite Mal zu machen. Michael war über diesen Vorschlag zuerst nicht besonders begeistert und alberte herum. Seine Schlafanzughose rutschte gleich bei der ersten Übung runter, und ich dimmte das Licht, damit die Nachbarn ihm nichts „abgucken" konnten. Dann mußte ich ihm erst das Wort „abgucken" erklären, und dabei kitzelte ich ihn durch. Hinterher ging es gut weiter, er machte sogar alle 21 Wiederholungen.

Vorher hatte ich mich müde und schlapp gefühlt, jetzt erfüllte eine vibrierende Wärme meinen ganzen Körper, meine Kreuzbeingegend war glühend heiß. Im Nu waren wir alle im Bett. Ich war plötzlich so kreativ, meine kleine Tochter in die Gutenachtgeschichte mit einzubeziehen. Sie war eine Prinzessin auf einem fernen Planeten, die einen Prinzen von gleicher Statur (etwa 60 Zentimeter groß) suchte und auf der Suche durchs ganze Weltall flog. Bei jedem dieser Flüge hob

Durch den Körper zum Geist

oder warf ich sie in die Luft oder ließ sie kreisen. Obwohl sie vorher müde und quengelig gewesen war, kreischte sie nun vor Vergnügen. Es nervte mich auch gar nicht, daß mein Sohn noch einen Sonderwunsch hatte und die Geschichte von der Ameise und dem Elefanten Bimbo hören wollte. Auch diese Aufgabe absolvierte ich gutgelaunt. Als ich Michael anschaute, schenkte er mir ein dankbares Lächeln und schlief bald darauf ein.

Dieser Abend war wieder ein schönes Beispiel dafür gewesen, daß die Fünf »Tibeter« in der Lage sind, die Energie völlig umzuwandeln und aus einer „nervigen" Situation einen tollen Abend zu machen. Wir schaffen uns unsere Wirklichkeit selbst. Je nachdem, wie wir „drauf" sind, erleben wir die Wirklichkeit anders. Unsere körperliche und seelische Verfassung entscheidet, ob wir etwas als stressig oder als Ansporn, kreativ zu werden, erleben. Die Fünf »Tibeter« bringen uns auf eine so hohe Frequenz von Energie, so daß wir alles mit anderen Augen sehen können.

Es gibt immer ein Licht am Ende des Tunnels. Unser Bewußtsein entscheidet, ob wir ein Glas als halb leer oder halb voll wahrnehmen. Es fasziniert mich immer wieder, daß wir uns nicht anstrengen müssen, eine positive Sichtweise anzunehmen, sondern nur diese einfachen Übungen machen – gerade, wenn uns gar nicht danach ist –, und daß sich dadurch die Energie und damit die Situation ganz von selbst völlig zum Positiven verändert. Und das brauchen wir noch nicht mal zu glauben, wir müssen es nur einfach selbst ausprobieren.

Stimmen von Kindern und Jugendlichen

„Ich genieße es, morgens die Fünf »Tibeter« zu machen. Danach spüre ich einen klaren Kopf, fühle mich konzentrierter und besonders wohlig in meinem Körper. Es ist schön, wieder in Kontakt mit meinem Körper und mit all meinen Handlungen und meiner Umwelt zu sein.

Es ist auch gut, die Fünf »Tibeter« beim Lernen als Lernpause einzurichten. Ich bin danach wieder in meinem Körper, spüre mich und fühle mich lebendig und geerdet. Nach dem Üben der »Tibeter« ist mein Lernen auch viel verspielter und konzentrierter. Außerdem sind meine ständigen Nackenschmerzen weg.

Oft habe ich gemerkt, daß Zweifel, die mich vorher am Handeln hinderten, sich mit und nach dem Praktizieren der »Tibeter« auflösen und mir meine Entscheidungen ganz leicht fallen.

Verglichen mit meiner Anfangszeit beim Praktizieren der »Tibeter«, bringt es mir jetzt Spaß, und ich genieße die Übungen. Das Ziel, die 21 zu erreichen, habe ich völlig vergessen, ich bin nun einfach dabei."

Sabine, 16 Jahre

„Ich bin Asthmatiker. Oft bin ich schlaff drauf nach der Schule. Ich hab' dann zu nichts mehr Lust. Meine Mutter macht dann oft mit mir die »Tibeter«. Allein hätte ich keine Lust dazu. Manchmal machen auch noch meine jüngeren Brüder mit. Hinterher geht es mir tatsächlich viel besser."

Ossi, 15 Jahre

„Ich bin nicht mehr so schlapp und nicht mehr so schwach. Ich fühle mich ganz gesund, wenn ich die »Tibeter« gemacht habe."

Raphael, 7 Jahre

Durch den Körper zum Geist

„Ich bin dann nicht mehr so gestreßt. Ich bin dann wieder locker. Wenn ich vorher müde war, bin ich hinterher nicht mehr so müde."

Benjamin, 11 Jahre

„Ich fühle mich gut nach den »Tibetern«. Ich habe viel Kraft danach."

Shantila, 5 Jahre

„Ich fühle mich danach lockerer. »Tibeter« sind nicht so anstrengend, wenn man sie längere Zeit macht. Danach fühlt man sich durch und durch aufgelockert und wacher als vorher. Die »Tibeter« sind nicht so anstrengend und bringen eine Menge."

Jonathan, 13 Jahre

6
Wie motiviere ich (meine) Kinder?

Wenn die Kinder keine Lust zu den Fünf »Tibetern« haben, ist es am besten, man macht sie mit mehreren zusammen. Wenn ich zu Ossi sage: „Mach's doch allein", sagt er meist: „Nöh." Jetzt macht sogar schon unser Vierjähriger mit.

Gesine, Ossis Mutter

Am überzeugendsten ist immer noch das eigene gute Beispiel. Wenn wir die Fünf »Tibeter« regelmäßig vor den Augen unserer Kinder praktizieren, werden diese bestimmt bald neugierig und wollen wissen, was wir machen. Meine Kinder wachsen mit den Fünf »Tibetern« auf. Ich erinnere mich noch gut daran, wie mein kleiner Sohn im Krabbelalter bei der vierten und fünften Übung unter mir durch krabbelte und vor Freude juchzte, als er es wieder einmal geschafft hatte. Meine Tochter ist erst vier Monate alt und hat mich schon viele Male bei den Übungen beobachtet. Sie liegt dann in ihrer Babywippe neben mir, und die Spieluhr spielt ein Lied, das immer für eine Übung reicht. Dann muß ich sie wieder aufziehen.

Später hat der Nachahmungstrieb meinen Sohn dazu gebracht, die fünf Riten mehr oder weniger regelmäßig zu machen. Meistens fällt es ihm ein, wenn ich sie gerade mache, und dann machen wir sie gemeinsam. Jetzt, mit fast sieben, ist er auch schon für Argumente zugänglich: daß man von den Übungen fit wird, gesund bleibt und in der Schule besser lernen kann. In seiner Begeisterung muß ich meinen Sohn manchmal etwas bremsen. Er macht die Drehübung am liebsten stundenlang und die zweite Übung so schnell, daß er wie ein Taschenmesser auf- und zuklappt und dabei oft zuviel Schwung hat.

Wer gerade erst mit den Fünf »Tibetern« begonnen hat oder sie mit seinen Kindern zum ersten Mal praktizieren will, könnte gerade diese Premiere ein wenig feierlich gestalten und damit zum Ausdruck bringen, daß es um etwas ganz Besonderes und Wertvolles geht. Sie können eine schöne Atmosphäre schaffen, indem Sie den Raum mit bunten Tüchern, Kerzen oder Duftlampen schmücken, so daß es ein Fest für alle Sinne wird. Wenn Sie spüren, daß Ihre Kinder vor Energie fast platzen, können Sie erst einmal eine Zeitlang wild tanzen. Meistens tanzen Eltern ja nur, wenn ihre Sprößlinge schon im Bett sind, so daß diese gar nicht wissen, daß auch die Eltern Spaß am Tanzen haben.

Dann legen sich alle auf den Teppich oder setzen sich auf Meditationsbänkchen oder bunte Kissen. Mutter oder Vater beginnen mit einer kleinen Phantasiereise oder einem Märchen, in dem die Fünf »Tibeter« vorkommen. Wenn alle wieder „da" sind, werden die Übungen gemeinsam ausgeführt. Sie sollten darauf achten, daß Sie am Anfang nicht zu viele Wiederholungen machen und daß die meditativ-besinnliche Stimmung erhalten bleibt. Gerade das erste gemeinsame Üben, an das man sich gern erinnern sollte, ist prägend für alle weiteren Male. Sie sollten Ihren Kindern nicht zeigen, wie perfekt sie möglichst viele Wiederholungen schaffen, sondern darauf achten, Ihre Kinder nicht zu überfordern.

Es ist wichtig, sich mit negativer Kritik zurückzuhalten. So sollten Sie zum Beispiel nicht sagen: „Das machst du falsch", sondern: „So ist es noch einfacher." Wenn wir die Fünf »Tibeter« in einer leichten, lockeren Art vermitteln, die die Kinder zum spielerischen Nachahmen einlädt, aber auch die Bedeutung der Übungen mit Dankbarkeit würdigt, haben wir den richtigen Ton getroffen.

Es liegt in unserer Verantwortung, ob wir unsere Kinder morgens zeitig genug wecken, damit sie noch vor der Schule drei oder vier Wiederholungen schaffen. Wir müssen auch dafür sorgen, daß sie am Abend vorher rechtzeitig ins Bett kommen, damit sie morgens frisch und ausgeruht sind. Es ist schön, den Tag auf diese Art gemeinsam zu beginnen. Wenn unsere Kinder von der Schule nach Hause kommen, sind sie manchmal müde und erschöpft. Auch das ist ein guter Zeitpunkt, um mit ihnen ein paar Übungen zu machen. Hinterher sind sie dann oft ausgeglichener, besser gelaunt und motivierter, die Hausaufgaben zu machen oder Gitarre zu üben.

Das eigene Beispiel ist entscheidend. Wenn wir zu Hause faul vor dem Fernseher hocken, können wir unsere Kinder nicht anregen, Gymnastik zu machen oder draußen Rollschuh zu laufen. Kinder haben von Natur aus Lust, sich zu bewegen, und es fällt normalerweise nicht schwer, diesen Bewegungsdrang für gemeinsame Aktivitäten zu nutzen. Es ist aber wichtig, sich selbst und seine Stimmung zu beobachten. Laden wir unsere Kinder wirklich ein, oder versuchen wir, sanften Druck auf sie auszuüben? Diesen Unterschied merken Kinder ganz schnell, und Druck erzeugt meist Gegendruck. Dann erreichen wir das Gegenteil von dem, was wir beabsichtigen. Es lohnt sich also, nicht nur auf seine Worte zu achten, sondern auch auf die Schwingung hinter den Worten. Als ich meinen kleinen Sohn nicht mehr bedrängte, mit mir zu joggen, stand er eines Tages fertig angezogen an der Tür und lief leichtfüßig für eine halbe Stunde neben mir her – mit fünf Jahren. Und das macht er nun öfters.

Die Zeit arbeitet für uns. Ich war äußerst überrascht, als ich meinen Sohn an einer ganz normalen Grundschule anmeldete und erfuhr, daß von der ersten Klasse an am Nachmittag

Wie motiviere ich (meine) Kinder?

„Yoga für Kinder" angeboten wird. Ich habe die Yogalehrerin mit der entsprechenden Literatur versorgt, und jetzt praktiziert sie mit den Sechs- und Siebenjährigen neben anderen Yogaübungen auch die Fünf »Tibeter«. Wenn Kinder im Kindergarten und in der Schule, die für sie offizielle Institutionen mit Vorbildcharakter sind, mit den Fünf »Tibetern« in Kontakt kommen, sind sie natürlich eher motiviert, sie auch zu Hause regelmäßig zu machen. Auch hier haben Eltern die Möglichkeit, Einfluß zu nehmen. Warum reden Sie nicht einmal mit der Schulleiterin, dem Kindergärtner oder der Sportlehrerin? Eventuell können Sie diesen Multiplikatoren sogar einen kleinen Privatkurs in den Übungen anbieten.

Rolf Herkert, selbst Sportlehrer, hat sich Gedanken darüber gemacht, wie man den Schülern im Sportunterricht die Fünf »Tibeter« nahebringt. Wie kann man das Interesse für diese Art von Sportunterricht wecken? Wie kann man die Bereitschaft fördern, sich auf solche für die meisten recht fremdartigen Übungen einzulassen? Er schlägt vor, Traum- oder Phantasiereisen einzusetzen, die das bildhafte Denken der rechten Gehirnhälfte ansprechen und positive Suggestionen enthalten. Ein Beispiel dafür findet sich im Kapitel „Erfahrungen aus dem Sportunterricht".

Viele Kinder leiden heute an Bewegungsmangel und damit einhergehenden Haltungsschäden, Müdigkeit, Unausgeglichenheit und Gewichtsproblemen. Stundenlanges Herumsitzen ist für kleine Kinder unnatürlich, und an vielen Schulen wird schon darüber nachgedacht, wie man den Bewegungsdrang der Kinder kanalisieren kann, damit der Unterricht besser läuft. Vielleicht wird es an unseren Schulen und Kindergärten bald die Fünf »Tibeter«, Atem- und Yogaübungen, Meditationen, Chakra-Übungen und Phantasiereisen geben. Dann hört unsere Gesellschaft auf, nur die linke Gehirnhälfte zu betonen, und Qualitäten wie Phantasie, Gefühle, Intuition, Körperlichkeit und Spiritualität werden höher bewertet. Durch das Ausüben der Fünf »Tibeter« tun

wir nicht nur etwas für die körperliche Fitneß und das seelische Wohlbefinden, sondern entwickeln auch mehr Körperbewußtsein und haben mehr Lust auf andere körperliche
Aktivitäten.

Auf vielen Plätzen in Peking praktizieren jeden Morgen
Tausende Menschen zusammen Tai Chi. Ist es nicht schön,
sich vorzustellen, daß bei uns jeden Morgen Tausende von
Kindern und Lehrern auf den Schulhöfen die Fünf »Tibeter«
ausüben?

Tips, um anzufangen
und „bei der Stange zu bleiben"

Niemand schenkt einem die Zeit, um die Fünf »Tibeter« zu
üben, wir müssen sie uns einfach nehmen. Was kann uns
helfen, uns daran zu erinnern, sie regelmäßig zu machen?
Die Übungen haben nämlich erst dann die vielen positiven
Auswirkungen, die sie bekannt gemacht haben und die auch
in diesem Buch beschrieben sind.

Fangen Sie klein an. „Small is beautiful." Sie sollten keinen
falschen Ehrgeiz entwickeln und nicht gleich mit 21 Wiederholungen anfangen. Zehn sind auch gut, und wer die als
noch zu anstrengend empfindet, fängt eben mit noch weniger Wiederholungen an – vielleicht mit drei.

Es ist hilfreich, die Übungen immer zur gleichen Tageszeit
zu machen – zum Beispiel morgens nach dem Duschen, noch
vor dem Frühstück oder am Abend vor dem Abendessen –,
damit wir uns an sie gewöhnen und uns an einen Rhythmus
gewöhnen.

Es ist auch gut, die Fünf »Tibeter« immer an der gleichen
Stelle zu machen. Wir bauen dann eine Energie auf, die das
Praktizieren unterstützt. Ich mache die Übungen im Schlaf-
zimmer. Das schöne Plakat „Die Fünf »Tibeter« laden ein"
mit einer Himalaja-Landschaft hängt gut sichtbar an der

Wand, so daß mein Blick gleich nach dem Aufstehen von selbst darauf fällt.

Wenn Sie mehrere Kinder haben, ist es schön, wenn diese die Übungen gemeinsam machen. Sie können sich dann auch gegenseitig daran erinnern. Vielleicht werden die Fünf »Tibeter« zu einer gemeinsamen Familienaktivität, an der sich alle beteiligen. Zusammen machen sie einfach noch mehr Spaß.

Bei Integral. Volkar-Magnum sind zu den Fünf »Tibetern« auch Tonkassetten und ein Video erschienen. Durch die genaue Anleitung werden anfängliche Unsicherheiten ausgeräumt, und man kann sich voll auf die Übungen einlassen. Mit Hilfe dieser Materialien können Sie auch Ihre eigenen und die Freunde Ihrer Kinder mit den Fünf »Tibetern« bekanntmachen. Möglicherweise lassen sich auch Sport- oder Klassenlehrer davon begeistern. In Zukunft werden Meditationen, Yoga, Phantasiereisen, Entspannungsübungen, Tanzen und andere körperliche Aktivitäten immer mehr Einzug in die Kindergärten und Schulen halten, denn zunehmend setzt sich die Erkenntnis durch, daß wir ganzheitliche Wesen sind und Lernen nicht nur im Kopf stattfinden kann. Bewegung erhält gesund, beugt Haltungsschäden vor, wirkt positiv auf unsere Gefühle und macht einfach Spaß.

7
Tips für Eltern, Lehrer und Gruppenleiter

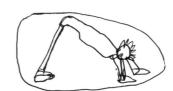

von *Matthias Möller**

In meiner Arbeit mit Kindern, Jugendlichen und Erwachsenen in Seminaren und Einzelstunden gehe ich davon aus, daß jeder Mensch sämtliche Fähigkeiten und Ressourcen in sich trägt. Erfahrungsgemäß lassen sich durch das regelmäßige Üben der Fünf »Tibeter« gerade bei Kindern positive Veränderungen erreichen. Kinder lernen schnell, eigene Ziele zu stecken und zu erreichen und ein positives Selbstbild zu entwickeln.

In einer Kindergruppe können Sie mit einem thematischen wilden Tanz beginnen. Ich fahre sehr gerne mit Märchen oder Geschichten fort, in die ich die einzelnen Übungen als Bestandteil der Erzählung einbaue. Dabei sollte der Seminarleiter darauf achten, daß bei Kleinkindern oder Kindern mit Koordinationsstörungen kein Leistungsdruck erzeugt wird. Das Kind sollte interessiert und neugierig sein und sich wie beim Spiel fühlen. In meinen Geschichten von guten Feen und Zauberern verbinde ich jede Übung mit einer besonderen Erinnerung und Erfahrung und schönen Vorstellungen. So erhalten die Kinder über diese Übungen Zugang zu ihrem inneren Reichtum. Am Ende der Geschichte und

---

* Matthias Möller arbeitet in Augsburg als Seminarleiter und psychologischer Berater für Kinder und Erwachsene. Er setzt in seiner Arbeit häufig die Fünf »Tibeter« ein.

Übung können Sie die Kinder durch eine Entspannungs-übung oder Meditation führen. Wichtiger als für Erwachsene ist für Kinder der Rahmen und die Atmosphäre, die Sie schaffen. Sie können Tücher oder Bilder auslegen, Klangschalen oder andere Instrumente verwenden und Duftlampen aufstellen. Es geht ja immer darum, alle Sinneskanäle – von den Augen über die Ohren bis zur Nase und zum Körpergefühl – gleichzeitig anzuregen und zu beeinflussen. Durch diese Kombination ist es möglich, sowohl den Körper als auch die verstandesmäßigen Fähigkeiten der Kinder anzuregen und zu integrieren. Das Kind lernt seinen eigenen Körper kennen und verbindet Bewegung und Inspiration miteinander. Außerdem wird dem natürlichen Bedürfnis des Kindes nach Bewegung und Ruhe nachgekommen.

Durch die gezielte Auswahl der Geschichten und Anleitungen zur Tiefenentspannung kann ich auch auf spezifische Probleme eingehen und so die besondere Wirkung der Übungen unterstützen. Mit den Fünf »Tibetern« verbessert sich die Koordinationsfähigkeit der Kinder, und sogar die Lernfähigkeit wird gefördert. Außerdem verhalten sich die Kinder hilfsbereiter und freundlicher zueinander und arbeiten in der Schule besser zusammen. Die Kinder sind nach diesen Einheiten belastbarer und am Abend gesund müde.

Auch in der Jugendarbeit kann man die Fünf »Tibeter« einsetzen. Gerade Jugendliche, die oft ihrem eigenen Körper fremd gegenüberstehen und ihre eigene Identität suchen, können in ihrer persönlichen Entwicklung sehr gefördert werden. Selbst eine einmalige Gruppenaktivität ist schon positiv. Idealerweise sollten die Übungen aber regelmäßig ausgeführt werden.

8
Erfahrungen aus dem Sportunterricht

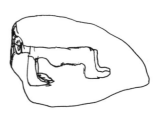

von *Rolf Herkert**

Seitdem ich selbst im Frühjahr 1989 die Fünf »Tibeter« kennengelernt habe, ließ mich der Gedanke nicht los, diese Übungen im Sportunterricht einzusetzen. Denn der heutige Sportunterricht sieht so aus: Hyperaktive, nervöse oder aggressive Schüler toben neben lustlosen und phlegmatischen herum, die versuchen, sich vor jeder überflüssigen Bewegung zu drücken. Man kann natürlich nicht eine Sportstunde damit beginnen, daß man reinkommt und verkündet: „Heute üben wir mal nicht für die Bundesjugendspiele, heute machen wir die Fünf »Tibeter«!"

Bei Menschen, die sich nicht bewußt dafür entschieden haben, Yoga-ähnliche Übungen zu machen, muß erst das Interesse für diese Art von Sportunterricht geweckt werden, muß erst die Bereitschaft da sein, sich auf solche für die meisten recht fremdartigen Übungen überhaupt einzulassen.

Im Unterricht dominiert heutzutage nicht gerade das bildhafte Denken. Ich habe deshalb viel mit Traum- und Phantasiereisen experimentiert, denn man kann bei einer Traumreise ja leicht bildorientiert arbeiten und alle Sinne ansprechen, kann also ein Stück weit wegkommen vom abstraktlinkshirnigen Lernen. Bewährt hat sich zum Beispiel die folgende Phantasiereise.

---
* Rolf Herkert, Sportlehrer, Seminarleiter und Autor, lebt in Klosters in der Schweiz.

Ich beginne mit einer Entspannungsübung: „Erlaube dir, deine Augen zu schließen ... Sitzt du gut? ... Fühlst du deine Füße auf dem Boden? ... Hörst du noch Geräusche? ... Kannst du deinen Atem spüren? ... Kannst du deinen Unterkiefer loslassen und deine Gesichtsmuskeln entspannen? ... Kannst du noch tiefer und ruhiger ein- und ausatmen? ... Kannst du es jetzt dir und den anderen ermöglichen, daß eine Minute Stille herrscht?"

Dann folgt die 90-Sekunden-Pause, die Zeitspanne, in der alle Anwesenden die Aufmerksamkeit auf ihre Atmung richten oder die Außengeräusche wahrnehmen oder auch die Stille spüren. Eine Phase der Meditation und Zentrierung. Wer nicht mitmachen will, kann während der 90-Sekunden-Pause still etwas malen oder schreiben.

Nach dieser Entspannungsübung trage ich etwa folgenden Text vor und lasse Worte und Sätze intuitiv kommen: „... und während du deinem Atem erlaubst, tiefer und tiefer zu werden, gehe in Gedanken aus dem Gebäude und stell dir vor, daß du in einen Heißluftballon einsteigst. Dieser Ballon trägt dich höher und immer höher in die Luft. Nun sitzen wir alle in diesem Ballon, sind sicher und geborgen und neugierig, wo wir hinfliegen werden. Mit jedem Atemzug fliegen wir bis weit über die Wolken und sehen den blauen Himmel. Es macht Spaß, so dahinzuschweben, und in weiter Ferne sehen wir ganz hoch über den Wolken ein mächtiges Gebirge. Wir fliegen über dieses mächtige Gebirge weg und sehen unten verschiedene Täler. Hier erscheint eine prächtige fernöstliche Stadt. Wir gehen hinein und sehen Menschen, die alle so zufrieden und nett zueinander sind. Was ist ihr Geheimnis? Ermüdet schlafen wir ein und ... Träumen wir? ... Auf einer Wiese unter einem Baum machen die Bewohner der Stadt gymnastikähnliche Übungen, ehe sie zur Schule und zur Arbeit gehen ... Es sind die Fünf »Tibeter« ... Sie machen die Übungen ganz langsam und mit ruhiger Atmung ... wie in Zeitlupe ... Die Menschen, die die Fünf »Tibeter« ausführen, scheinen alle ruhiger und zufriedener zu sein ... Manche erinnern sich auch in der Schule bei ihren Aufgaben an die ruhige Aus- und Einatmung ... Bergen diese Übungen ein Geheimnis?"

Auch beim „Aufwecken" spreche ich das bildhafte Denken der Schüler an: „Streckt und reckt euch wie eine Katze nach dem Mittagsschlaf oder kraftvoll wie ein Panther, gähnt wie ein müder Löwe, brummt wie ein Bär." Je bildhafter, desto besser.

Ist die Neugierde der Schüler erst einmal geweckt, so bereitet alles weitere keine Schwierigkeiten. Die »Tibeter« sind ja unkompliziert und leicht nachzuvollziehen. Wichtig ist, daß die Schüler Erfolge sehen. Denn wenn sie sich schon auf etwas Neues einlassen, dann wollen sie auch, daß ihnen das etwas bringt, und zwar möglichst schnell. Gerade aus diesem Grund haben sich die Fünf »Tibeter« bewährt.

Das Aktivierungs-, Beruhigungs- und Harmonisierungspotential dieser Übungen ist so groß, daß nahezu jeder Schüler schon nach kurzer Zeit eine Verbesserung spürte. Nach mehrwöchigem Üben (zwei Mal wöchentlich jeweils 15 Minuten) stellte ich bei meinen Schülern hauptsächlich zwei Effekte fest. Zum einen stieg das Gefühl der Jugendlichen für An- und Entspannung, sie konnten sich länger auf eine sportliche Übung konzentrieren als vorher. Zum anderen fanden die, die sonst immer nur so rumhängen, ganz offensichtlich einen besseren Zugang zu ihren Energien und ihrer Aktivität, zur Freude an der Bewegung und dem Körperausdruck. Dieses Energiepotential kann dann auch gut in den allgemeinen Unterricht einfließen.

Erfahrungen aus dem Sportunterricht

9
Chakren-Nahrung für Körper, Geist und Seele

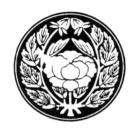

Du bist, was (und wie) du ißt.
Volksweisheit

Jeder Autobesitzer achtet sehr genau darauf, was er in seinen Benzintank tut. Niemand würde auf die Idee kommen, Diesel in einen Rennwagen zu kippen oder verbleites Benzin zu tanken, wenn der Motor für bleifreies eingerichtet ist. Merkwürdig ist nur, daß die meisten Menschen viel unkritischer sind, wenn es um sie selbst geht. Sie essen fast alles, was ihnen angeboten wird, oder einfach das, was ihnen gut schmeckt, und fragen sich dabei nicht, was minderwertiges Essen mit ihrem Körper macht. Eigentlich ist es ja logisch, daß unser Körper nur gut funktionieren kann, wenn er den „Kraftstoff" bekommt, für den er „gebaut" ist.

Rohes Gemüse, Salate, Obst und frisch gepreßte Säfte sind die Nahrung, die uns am besten bekommt. Wenn wir uns unsere nächsten Verwandten, die Menschenaffen, anschauen, fällt auf, daß sie in ihrer natürlichen Umgebung keine Krankheiten kennen und bis ins Alter fit und lebenslustig sind. Sie fressen alles im natürlichen, rohen Zustand. Selbst der Orang-Utan, der weitaus stärker ist als wir, lebt nur von Pflanzen – von ein paar Insekten abgesehen. Probieren Sie es einfach einmal aus, und essen Sie eine Zeitlang nur Obst, Salate und ungekochtes Gemüse. Helmut Wandmaker, der wohl konsequenteste Buchautor zum Thema Rohkost, propagiert allerdings zusätzlich die Einnahme von Vitaminpräparaten, besonders von Vitamin C. Es ist für unseren Energiehaushalt auch wichtig, wann wir was essen und in welcher Zusammensetzung. Schwer verdauliche Speisen verbrauchen eine Menge Energie für die Verdauung, die uns dann nicht für andere Tätigkeiten wie Sport, Spiel oder Lernen zur Verfügung steht. So ist eine Mahlzeit aus Eiweiß (zum Beispiel Käse) und Kohlenhydraten (zum Beispiel Nudeln) schwer verdaulich und liegt lange und schwer im Magen. Wir müssen endlich umdenken und begreifen, daß wir nicht von großen Mengen an Lebensmitteln stärker und fitter werden, sondern von kleinen Mengen, die sehr nahrhaft sind und mit anderen passenden Nahrungsmitteln kombiniert werden.

Um die Reinigungsphase des Körpers zu unterstützen, die bis mittags dauert, empfehlen viele Ernährungsexperten wie die Diamonds, bis mittags nur Obst zu essen – soviel wir wollen. Obst ist auch am leichtesten zu verdauen, und den Kindern bleibt vormittags genug Energie für ihre grauen Zellen.

Mittags und abends sollten wir einen großen Teil des Essens ungekocht essen – als Salat oder Obstmahlzeit. Die Sprossen von gekeimtem Getreide, Hülsenfrüchten und Samen enthalten sehr viele lebensspendende Enzyme und Vitamine. Man kann sie leicht auf dem Fensterbrett in Gurkengläsern mit Fliegengaze ziehen. Dazu liefert das Buch *Lebendige Nahrung* von Ann Wigmore gute Tips. Ich habe schon ein paar Jahre lang nur Rohkost gegessen, und es ist mir sehr gut bekommen. In der Zeit bekam ich meinen Sohn und habe ihn $2^1/_2$ Jahre stillen können. Wer viel Lebenskraft tanken möchte, sollte gekeimte Hülsenfrüchte, Samen und Getreide essen. Ich esse seit 15 Jahren keine Milchprodukte mehr, da diese umstritten sind, weil viele Menschen eine Milcheiweißallergie haben. Die Japaner und Chinesen essen so gut wie keine Milchprodukte, und es geht ihnen gut. Sie leiden sogar weniger unter Knochenerweichung als Nordamerikaner und Europäer, die den höchsten Verbrauch an Joghurt, Käse, Quark und anderen Milchprodukten haben. Auch Zucker und Weißmehl sollten wir meiden, da sie nur leere Kohlenhydrate enthalten und dem Körper Vitamin B_{12} entziehen, das wir so dringend für unsere Nerven brauchen.

Leben und leben lassen

Fleisch sollten wir gar nicht oder nur ganz selten essen. Der Unterschied zwischen pflanzlicher und tierischer Nahrung besteht vor allem in der Menge von Sonnenstrahlen, die sie gespeichert haben. Früchte und Gemüse enthalten so viel Sonnenlicht, daß man sie als kondensiertes Licht betrachten kann. Fleisch ist im Gegensatz dazu „tot". Es hat eine wesentlich niedrigere Schwingung und kann unseren feinstofflichen Körper nicht ernähren, ist also für die Entwicklung unserer Chakren nicht geeignet. Viele spirituelle Lehren raten vom Fleischgenuß ab. Auch in der Bibel heißt es in der Schöpfungsgeschichte: „Sehet da, ich habe euch gegeben allerlei Kraut, das sich besamt, auf der ganzen Erde, und allerlei fruchtbare Bäume, die sich besamen zu eurer Speise. Dies soll eure Nahrung sein."

Ich esse seit mehr als 15 Jahren kein Fleisch mehr, und es geht mir gut. Einige bekannte Vegetarier sind Brooke Shields, Tina Turner, Peter Gabriel, Whitney Houston, Paul und Linda McCartney, Michael Jackson und David Bowie. Alle leben noch und machen einen fitten Eindruck. Unter den Vegetariern der Vergangenheit finden sich die folgenden Größen: Sokrates, Aristoteles, Platon, Leonardo da Vinci, Beethoven, Tolstoi, Rousseau und Newton. Man sieht, daß vegetarische Kost offenbar auch für geistige Höhenflüge die richtige Nahrung ist. Wer anfängt zu meditieren, wird meist merken, daß er automatisch die Lust auf Fleisch verliert. Und wer kein Fleisch mehr ißt, kann besser meditieren.

Wenige Menschen wären in der Lage, die Tiere, die sie essen, selbst zu töten. Wenn Tiere getötet werden, stoßen sie vor Angst das Streßhormon Adrenalin aus, und das haben wir dann auf dem Teller. Außerdem wird nur ein Siebtel der Anbaufläche benötigt, wenn wir uns unser Eiweiß direkt von der Pflanze statt über den Umweg Tier holen, und damit wäre das Welternährungsproblem vorerst gelöst. Vielleicht sind die Gefahren durch den Rinderwahnsinn und die Schweinepest ein Wink für uns, das Fleischessen aufzugeben.

High durch Natur

Es hat auch keinen Zweck, sich mit Tee, Kaffee, Cola, Schokolade, Eis und anderen Süßigkeiten aufzuputschen. Nach einem anfänglichen „High" sind wir schon nach kurzer Zeit noch müder und erschöpfter als zuvor. Die Einnahme dieser anregenden Mittel kann man mit dem Peitschen eines müden Pferdes vergleichen. Für eine Weile funktioniert es, das Pferd läuft tatsächlich schneller, aber wenn wir weitermachen, wird es irgendwann einmal ganz zusammenbrechen. Es ist viel sinnvoller, seine Lebenskraft durch Energieübungen und richtiges Essen von innen heraus zu stärken.

Leben von Luft und Liebe – Essen als Meditation

„Iß, wenn dich hungert, und trinke, wenn dich dürstet. Alles, was darüber hinausgeht, ist von Schaden", sagte schon vor 2500 Jahren Laotse. Essen ist wie Zauberei: Die Nahrung kann in Gesundheit, Kraft, Freude, Liebe und Licht umgewandelt werden. Dazu brauchen wir erst einmal Ruhe und eine friedliche Atmosphäre, da wir beim Essen auf „Aufnahme" geschaltet haben und keine negativen Energien

Chakren-Nahrung für Körper, Geist und Seele

durch Diskussionen, Streit oder Kriegsnachrichten aus der Zeitung aufnehmen wollen. Essen ist wie eine Yoga-Übung, denn auch dafür brauchen wir Ruhe, Aufmerksamkeit, Konzentration und Selbstbeherrschung.

Wir leben „nicht vom Brot allein" – sondern auch von „Luft und Liebe". Wer verliebt ist oder das, was er gerade tut, „liebt", vergißt das Essen und hat trotzdem keinen Hunger. Es soll im Himalaja und in Indien Heilige geben, die schon seit vielen Jahren nicht mehr essen oder trinken. Durch Meditation und bestimmte Atemtechniken ernähren sie sich direkt von Prana, der Licht- und Lebensschwingung aus der Luft. Auch wir leben schon zu einem großen Teil von Licht und Liebe, und je mehr Energieübungen wir machen, je bewußter wir atmen und meditieren, desto weniger Nahrung brauchen wir. Haben Sie schon einmal beobachtet, daß Sie, wenn Sie lange nichts gegessen hatten und erschöpft waren, sich schon gestärkt fühlten, wenn Sie nur den ersten Bissen im Mund hatten und zu kauen anfingen? Dabei ist das Essen noch nicht einmal in den Magen gelangt, geschweige denn verdaut. Wir nehmen nämlich schon im Mund die feinstoffliche Lichtschwingung auf, die in der Nahrung gespeichert ist.

Es stimmt nicht, daß man viel essen muß, um gesund und kräftig zu sein. Wer sich beim Essen vollstopft, ist hinterher schläfrig und schwerfällig, weil er seinen Körper mit zuviel Verdauungsarbeit überlastet. Wenn es Ihnen gelingt, mit dem Essen vor dem letzten Bissen, den Sie gern noch gegessen hätten, aufzuhören, also noch einen leichten Appetit haben, wird Ihr feinstofflicher Körper angeregt, sich feinstoffliche Elemente zu suchen, die die dann noch vorhandene Leere auffüllen. Probieren Sie es einmal aus. Schon nach ein paar Minuten werden Sie keinen Hunger mehr haben, sondern sich lebendiger fühlen, voller Energie und leichter. Die feinstofflichen Elemente, die Ihre Aura aufgenommen hat, sind nämlich von einer höheren Qualität als die grobstoffliche

Nahrung. Wir können also schon beim Essen etwas tun, um unsere Chakren mit mehr Energie zu versorgen und geistige Fortschritte zu machen. Dafür brauchen wir keine zusätzliche Zeit einzuplanen, weil wir ja sowieso mindestens dreimal am Tag essen.

Selbst auf Festen und in Restaurants brauchen wir uns nicht vollzustopfen. Bringen Sie einfach den Mut auf, auch einmal „nein" zu sagen. Zuviel Essen schadet der Gesundheit. Wenn wir mit mehr Liebe und Dankbarkeit essen, können wir unsere Nahrungsmenge um die Hälfte verringern und trotzdem viel mehr Energie aus ihr schöpfen. Ich habe das selbst in einem Zentrum der Weißen Bruderschaft von Omraam Mikhael Aivanhov in Südfrankreich erlebt. Als ich in der Gemeinschaft ankam, nahmen gerade alle 700 Mitglieder das Mittagessen ein. Nichtsahnend platzte ich in die riesige Essenshalle. Ich hielt erschrocken inne. Obwohl so viele Menschen beim Essen waren, fiel kein Wort. Es gab überhaupt keine Geräusche, kein Klappern mit dem Geschirr und kein Stühlerücken. Wie ich später erfuhr, empfahl der Leiter der Gemeinschaft stilles, bewußtes, meditatives Essen. Viele hatten sogar ihre Augen geschlossen. Dadurch soll man die Nahrung viel besser verwerten und sie außerdem für seine geistige Arbeit nutzen können. Mein Frühstück bestand manchmal nur aus einer getrockneten Feige, und ich hatte hinterher soviel Energie, daß ich ohne jede Mühe im Gemüsegarten einige Stunden lang schwere körperliche Arbeit bewältigen konnte. Durch das bewußte Kauen und das lange Einspeicheln schmeckte die Feige himmlisch süß, und ich war nicht nur körperlich gesättigt, sondern insgesamt erfüllt und zufrieden.

Während wir essen, können wir uns beim Schöpfer bedanken, daß er uns wieder einmal reichlich beschenkt hat. Wir können jede Mahlzeit als Liebesbrief des Schöpfers an uns betrachten, der uns damit sagen will, daß er uns liebt und noch Großartiges mit uns vorhat. Während wir essen, kön-

nen wir uns bei den Engeln oder Kräften der vier Elemente –
dem Wasser, dem Feuer, der Erde und der Luft – bedanken.
Wir können kontemplieren, wie diese Elemente unser Essen
bereichert haben.

Nehmen wir zum Beispiel eine Apfelsine. Wir bedanken
uns beim Wasser für ihre Saftigkeit, beim Feuer für ihre Süße
und leuchtende Farbe, bei der Erde für alle Mineralien, die in
ihr sind, und bei der Luft, daß sie den Orangenbaum am
Leben erhalten hat. Wir bitten die vier Elemente, uns zu unterstützen und uns ihre guten Eigenschaften zu schenken:
„Engel der Erde, schenke mir Beständigkeit und Willenskraft.
Engel des Wassers, schenke mir Reinheit. Engel der Luft,
schenke mir Intelligenz. Engel des Feuers, schenke mir
bedingungslose Liebe."

Wenn man sein Essen mit dieser meditativen Grundhal-
tung zu sich nimmt, kann man dabei die Augen schließen
und schweigen. Probieren Sie es einmal aus, wenn Sie allein
sind. Vielleicht können Sie noch Ihre Familie oder Ihre
Freunde für diese besinnliche Art des Essens gewinnen. Sie
werden dann das Essen automatisch auch gründlicher kauen
und einspeicheln, wodurch die Nahrung noch leichter verdaulich und bekömmlicher wird.

Es ist auch eine gute Idee, das Essen mit einem Tischgebet
zu beginnen oder sich ein paar Augenblicke mit geschlossenen Augen still an den Händen zu halten. Wir können auch
für ein, zwei Minuten die Hände übers Essen halten. Bevor
wir eine Frucht essen, können wir sie eine Weile in der Hand
halten. So werden wir aufnahmebereit für die Schwingungen, die auch im Essen sind, denn wir leben nicht vom Brot
(das heißt der materiellen Ebene) allein. Worte oder Gesten
der Segnung umhüllen die Nahrung mit Schwingungen, die
sie mit denen in Harmonie bringt, die sie essen wollen. Wenn
wir unser Essen mit Liebe betrachten und, zumindest in Gedanken, freundlich mit ihm reden, kann es sich uns gegenüber öffnen und besser für uns arbeiten.

Wenn Sie Lust haben, können Sie in Ihrer Familie oder in Ihrem Freundeskreis ein Lied singen, das Ihre Dankbarkeit ausdrückt: „Bless us, Lord of Heaven, bless all you have given. Amen." Das heißt: „Segne uns, Herr des Himmels, segne alles, was du uns gegeben hast. Amen." Sie können dieses Lied auch dreistimmig im Kanon singen. Der Einsatz ist nach „Heaven", „given" und „Amen". Ich schreibe an dieser Stelle die Noten nieder, damit Sie das Lied nachsingen oder -spielen können.

Bless us, Lord of Heaven (Canon) for blessing the food

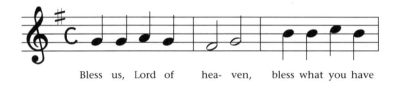

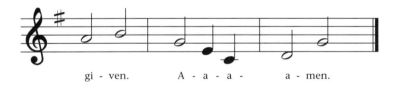

Fasten: Festessen für Geist und Seele

Fasten stärkt den feinstofflichen Körper und macht ihn durchlässiger für hohe Schwingungen. Ich empfehle jede Woche einmal 24 Stunden lang zu fasten. Wir würden uns beschweren, wenn wir nicht mindestens einmal im Jahr

Urlaub oder Ferien hätten. Aber unseren Zellen und Organen muten wir zu, ein ganzes Leben lang ohne Pause für uns zu arbeiten. Wenn wir eine Weile nichts mehr essen, können sich unsere Organe von Schlacken befreien und sich regenerieren. Dabei sollten wir viel heißes Wasser trinken, das die Ausscheidung fördert, weil es alle Kanäle erweitert und Schadstoffe schnell zu den Poren und Ausscheidungsorganen transportiert. Wer einige Tage lang fasten möchte, tut dies am besten in den Ferien, damit genug Zeit zum Lesen, Spazierengehen, Meditieren und Musikhören vorhanden ist. Auch frische Luft ist wichtig, weil sie für diese Zeit unser einziges „Nahrungsmittel" ist.

Wenn wir mehrere Tage gefastet haben, sollten wir ganz allmählich wieder mit dem Essen anfangen. Wir können zunächst mit einem reifen Apfel oder einer Banane beginnen. Erst am dritten Tag sollten wir wieder normal essen, aber in kleinen, gut gekauten Mengen. Durch Fasten reinigen wir nicht nur unseren Körper, sondern ernähren uns in dieser Zeit auch von feinstofflichen Elementen, die unserer geistigen Entwicklung dienen. Wir fühlen uns viel leichter und glücklicher. Wir machen Platz für eine Freude und Liebe, die wir sonst so stark nicht wahrnehmen können, und erleben eine ungewohnte heitere Gelassenheit und einen starken inneren Frieden.

Wir nehmen natürlich nicht nur etwas auf, wenn wir essen, wir „essen" und „trinken" auf allen Ebenen, nicht nur auf der körperlichen. Unser ganzes Leben beruht auf Wechselbeziehungen, auf der Aufnahme und Abgabe von Nahrung, Wasser, Luft, Menschen, Farben, Tönen. Auch Gebete, Meditation, Versenkung und Chakra-Übungen wie die Fünf »Tibeter« sind Nahrung für uns, und zwar die beste und edelste. Die reinen und leuchtenden Elemente, die wir dadurch aufnehmen, werden von allen Religionen „Trank der Unsterblichkeit" und von den Alchimisten „Elixier des ewigen Lebens" genannt. Als der Religionsgründer Zarathustra gefragt wurde, wovon sich der erste Mensch ernährte, antwortete er: „Er aß Feuer und trank Licht." Das soll heißen, er nahm die Strahlen und das Leben der Sonne auf. Nur die intensiven Schwingungen des Lichts können Krankheit, Tod, Krieg, Zerstörung und Zerfall entgegenwirken. Wenn das Licht im Menschen siegt, wird er unsterblich. Deshalb ist es so wichtig, daß wir lernen, mit der Nahrung Licht zu essen und zu trinken, und auf diese Weise das neue Leben in uns aufnehmen.

Es gibt verschiedene Möglichkeiten, herauszufinden, ob einem ein bestimmtes Nahrungsmittel bekommt oder ob man allergisch darauf reagiert. Diese Nahrungsmittel sollte man dann eine Zeitlang nicht essen, da sie einem Energien entziehen und man sich dadurch schlapp und lustlos fühlt. Nach einer Weile kann man wieder einmal testen, ob sie jetzt besser vertragen werden.

Eine dieser Möglichkeiten ist ein Test aus dem „Touch for Health" (Gesund durch Berühren). Strecken Sie Ihren rechten Arm mit der geballten Faust nach unten waagerecht aus. Bitten Sie nun Ihr Kind oder Ihren Partner, den Arm in Höhe des Handgelenks nach unten zu drücken, während Sie dies zu verhindern suchen. Machen Sie diesen Test erst einmal, um zu spüren, wieviel Kraft Sie in Ihrem Arm haben.

Nehmen Sie jetzt ein Nahrungsmittel in die linke Hand, und fragen Sie sich, ob es gut oder schlecht für Sie ist. Wenn die Nahrung gut für Ihren Körper ist, wird Ihr Arm dem Druck nur wenig nachgeben, wenn sie allerdings schlecht für Sie ist, wird sich der Arm mühelos nach unten drücken lassen.

Wenn Sie diesen Muskeltest alleine ausführen wollen, bilden Sie mit Ihrem rechten Daumen und Zeigefinger einen Kreis, greifen mit dem linken Zeigefinger hindurch und schließen diesen zweiten Kreis mit dem linken Daumen. Versuchen Sie als Test die Finger der rechten Hand auseinanderzuziehen. Fragen Sie sich dann, ob Ihnen ein bestimmtes

Chakren-Nahrung für Körper, Geist und Seele

Nahrungsmittel guttut, und versuchen Sie wieder, die Finger auseinanderzuziehen. Ist die Antwort „Ja", wird es Ihnen sehr schwerfallen, auch wenn Sie sich noch so sehr bemühen. Ist die Antwort aber „Nein", gelingt es Ihnen ganz leicht.

Ein andere Möglichkeit ist der Pulstest nach Coca. Entspannen Sie sich. Drehen Sie dann den linken Arm mit der Handfläche nach oben, und legen Sie die vier Finger der rechten Hand auf das linke Handgelenk. Dort spüren Sie Ihren Herzschlag. Zählen Sie 15 Sekunden lang den Puls, und multiplizieren Sie ihn mit vier. Dann wissen Sie, wie hoch Ihr Pulsschlag in der Minute ist.

Legen Sie dann etwas von dem Nahrungsmittel, das Sie testen möchten, unter die Zunge. Probieren Sie zum Beispiel Eier, Zucker, Fleisch oder Brot aus. Warten Sie zwei Minuten, und fühlen Sie dann noch einmal Ihren Puls. Wenn Sie das Lebensmittel nicht vertragen, wird Ihr Puls mindestens 20 Schläge pro Minute höher sein als vorher.

Essen ist mehr als das, was auf dem Teller ist

Wenn wir erleuchtet sind, ist es wahrscheinlich gleichgültig, was wir essen, denn dann können wir alle Schwingungen transformieren. In Indien soll es Yogis geben, die giftige Substanzen zu sich nehmen können, ohne mit der Wimper zu zucken, und gesund und guter Dinge bleiben. Solange wir aber noch nicht in diesem kraftvollen, hohen Bewußtseinszustand sind, sollten wir darauf achten, mit welchen Schwingungen – Farben, Menschen, Nahrung, Umgebung und Geräuschen – wir uns umgeben und welche wir aufnehmen. Schließlich geht es um uns. Und da können wir nicht wählerisch genug sein.

Suchen oder schaffen Sie sich eine Umgebung, deren Schwingungen Sie unterstützen und Ihnen wohltun. Achten

Sie auf das Gefühl im Solarplexus. Sind Sie dort entspannt und locker oder angespannt und verkrampft? Wenn Sie in einer negativen Umgebung sind, sollten Sie Licht durch Ihr Kronenzentrum ein- und durch den Solarplexus ausatmen. Dann wird Ihr Sonnengeflecht keine negativen Schwingungen mehr aufnehmen. Schalten Sie auf „Sendung" statt auf „Empfang".

Füttern Sie sich mit hohen Frequenzen, mit Licht, Lebendigkeit und Liebe. Dunkle – vor allem schwarze – Kleidung nimmt alle möglichen – auch negativen – Schwingungen auf. Helle Kleidung hingegen strahlt positive Energie aus. Wir sind dazu bestimmt, Licht in die Dunkelheit zu bringen. Achten Sie deshalb auch auf Ihr Äußeres. Es sollte Ihre innere Schönheit widerspiegeln. Durch einen erfreulichen Anblick beschenken Sie Ihre Familie und Freunde und werden Freude ernten.

10
Andere Übungen zur harmonischen Entwicklung der Chakren

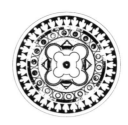

Die Chakren nehmen feinstoffliche Energien auf, bringen sie auf eine niedrigere Frequenz und speisen so unsere Organe und Drüsen mit Lebenskraft. Dadurch werden die Drüsen angeregt, Hormone auszuschütten. Diese fördern und harmonisieren sämtliche Lebensvorgänge: den Stoffwechsel der Zellen, die Verdauung, das Gedächtnis und das Gefühlsleben. Alle Organe werden gut durchblutet und funktionieren dadurch besser. Wenn wir unsere Energiezentren sanft aktivieren, können wir uns geistig und körperlich fit halten und werden vor Lebenskraft sprühen. Gesundheit ist nämlich nicht die Abwesenheit von Krankheiten, sondern zeichnet sich durch den Vollbesitz aller geistigen und körperlichen Kräfte und ein Wohlbefinden auf allen Ebenen aus.

Im allgemeinen dreht sich ein gesundes, richtig funktionierendes Chakra im Uhrzeigersinn. Durch diese Drehbewegung wird Energie nach oben gezogen und bewegt sich von einem Chakra zum nächsten. Dreht ein Chakra sich nicht, zu langsam oder in entgegengesetzter Richtung, wird die Energie zerstreut und steht uns nicht mehr zur Verfügung, wodurch die mit dem Chakra verbundenen Organe geschwächt werden. Drehrichtung und Drehdurchmesser eines Chakras weisen auf seinen Gesundheitszustand und den der mit ihm verbundenen Organe hin. Durch Harmonisierung und Aktivierung der Chakren können wir also die dazugehörigen Organe stärken.

Die Chakra-Balance-Massage

Bei dieser Chakra-Massage liegt der zu Behandelnde auf dem Rücken. Sorgen Sie dafür, daß Sie nicht gestört werden und daß es im Zimmer warm und gemütlich ist. Sie sitzen auf der rechten Seite des Liegenden und entspannen sich, indem Sie eine Weile ruhig sitzen oder knien. Wenn Ihnen während der Massage Gedanken kommen, geben Sie Ihrem Herzzentrum den Impuls: „Gib."

Dann geschieht das Wunderbare: Sie arbeiten mit der Kraft der bedingungslosen Liebe, weil diese das einzige ist, was unser Herzzentrum ausstrahlen kann. Und es ist diese Kraft, die letztlich heilt und ganz macht. Es stört also nicht, wenn Ihnen zwischendurch Gedanken kommen – das ist ganz natürlich. Sie sollten sich auch nicht über diese Gedanken ärgern, sondern einfach mit Ihrer Aufmerksamkeit zum Herzzentrum zurückkehren und es bitten: „Gib."

Die linke Hand halten Sie über dem Kronenzentrum des Liegenden, das heißt, etwas oberhalb des Scheitels. Sie überlassen Ihren Händen die Initiative und lassen sie tun, was sie möchten. Als Verlängerung des Herzzentrums wissen die Hände genau, was sie zu tun haben, und Sie brauchen sie einfach nur zu beobachten. Sie werden erleben, daß die Hand anfängt sich zu bewegen, zum Kopf hin und wieder von ihm weg. Sie brauchen nur darauf zu achten, daß die Hand sich nicht zu nah zum Kopf hin bewegt, sie sollte immer etwas Abstand halten. Es kann sein, daß sich die Hand immer weiter wegbewegt und daß Sie sogar noch in einiger Entfernung die feinstoffliche Energie des Kronenzentrums wie Watte spüren.

Nach einigen Minuten nehmen Sie die rechte Hand und fangen an, zusätzlich zum Kronenzentrum das dritte Auge zu massieren. Sie beginnen, indem Sie die linke Hand in einigen

Zentimetern Entfernung vom Kronenzentrum zur Ruhe kommen lassen und die rechte Hand ein paar Zentimeter oberhalb des dritten Auges halten. Wenn Sie das Gefühl haben, Kontakt mit der Energie dieses Zentrums aufgenommen zu haben, erlauben Sie zunächst der rechten Hand, sich in ihrem eigenen Rhythmus zu bewegen, dann beiden Händen. Je nachdem, was der zu Behandelnde gerade braucht, bewegen sich die Hände manchmal langsam, dann wieder schneller, auf und ab, vor und zurück. Oft zittern sie dabei leicht. Die ganze Zeit über bleibt Ihre linke Hand oberhalb des Kronenzentrums – das ist Ihr Bezugspunkt, das Zentrum höchsten Bewußtseins.

Wenn sich die Energie des dritten Auges leicht, frei und locker anfühlt, wandern Sie mit der rechten Hand weiter zum Halszentrum. Auch hier wiederholen Sie den gleichen Vorgang. Sie massieren sanft und intuitiv mit geschlossenen

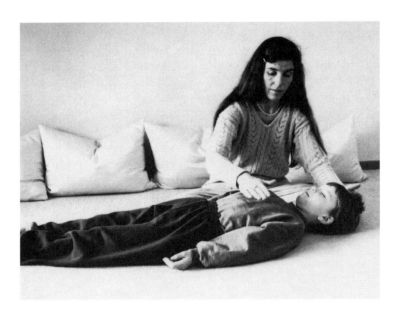

Augen, ohne den anderen direkt zu berühren. Achten Sie darauf, keine zu schnellen oder zu plötzlichen Bewegungen zu machen. Und immer wieder richten Sie an Ihr Herzzentrum den Appell: „Gib (bedingungslose Liebe für die Selbstheilung des Partners)."

Auf diese Art und Weise behandeln Sie langsam mit der rechten Hand von oben nach unten ein Zentrum nach dem anderen. Dabei bleibt die linke Hand immer am Kronenzentrum und massiert dort weiter. Sie durchwandern also noch das Herzzentrum, das Sonnengeflecht, das Sinnlichkeits- und das Wurzelzentrum. Über dem Sinnlichkeits- oder Wurzelzentrum bemerken Sie möglicherweise eine Spannung im Rücken. Keine Angst! Sie wird sofort nach der Behandlung verschwinden. Ihre Energieströme haben sich miteinander vermischt, wodurch sich viele Menschen wie elektrisiert fühlen, so als ob ein sehr starker Energiestrom durch die Wirbelsäule fließt.

Jetzt beginnt eine Nachlese. Sie wandern noch einmal – jetzt aber schneller – mit der rechten Hand durch alle Chakren, diesmal von unten nach oben. Die linke Hand bleibt immer noch oberhalb des Kronenzentrums. Überall dort, wo Sie noch ein leichtes Ungleichgewicht, eine Spannung oder ein Unwohlsein spüren, halten Sie einen Moment lang inne und lassen die Hand noch einmal etwas in der Luft – im feinstofflichen Bereich – massieren. Je nachdem, ob das Chakra mehr Ausgleich oder mehr Energie braucht, mag das aussehen wie ein sanftes Streicheln, ein Zittern oder ein Pulsieren. Am Ende trifft sich die rechte mit der linken Hand. Danach streichen Sie die Aura, das Ausstrahlungsfeld der Chakren-Energie, ein paar Mal von unten nach oben mit der rechten zur linken Hand sanft aus. Dann bleiben Sie zum Abschluß noch so lange ruhig sitzen, bis Ihr Partner sich bewegt und seine Augen öffnet. Sie werden sich wahrscheinlich sehr miteinander verbunden fühlen und für dieses gemeinsame Erlebnis dankbar sein.

Andere Übungen

Wer möchte, kann während der Behandlung leise Musik laufen lassen, zum Beispiel Entspannungsmusik von Stephen Halpern oder Barockmusik. Schön ist es auch, die Massage draußen zu machen, zum Beispiel auf einer Wiese oder am Strand. Vogelgezwitscher oder Meeresrauschen sind eine schöne Begleitmusik und wirken sehr entspannend. Außerdem sind die Energie aus dem Kosmos und die Erdenergie in der Natur intensiver und unterstützen die Wirkung der Chakren-Behandlung.

Das Wunderbare an der Chakra-Balance-Massage ist, daß Sie nicht mit Ihrer persönlichen Energie arbeiten, sondern mit universaler Energie, mit der Kraft bedingungsloser Liebe. Der Vorrat an dieser Energie ist unerschöpflich. Je mehr wir mit dieser Energie arbeiten, desto mehr fließt nach. Auch der Massierende fühlt sich deshalb nach der Massage erfrischt und gestärkt, voller Lebensfreude und Energie.

Diese Massage tut bei Streß und Unwohlsein gut. Sie hilft, sich tief zu entspannen und sich lebendiger und munterer zu fühlen. Man kann sich danach besser konzentrieren und ist unternehmungslustiger. Diese Massage ist sehr einfach auszuführen, und Sie können sie mit Ihren Kindern, Ihrem Partner oder mit Freunden praktizieren. Schließlich profitiert jeder von mehr Entspannung und guter Laune. Sie können diese Massage auch gern anderen beibringen. Wer krank ist oder ein anderes Problem hat, kann sich jeden Tag oder sogar mehrmals am Tag eine Chakra-Balance-Massage geben lassen. Wer etwas für seine Gesundheit tun möchte, sollte mindestens einmal in der Woche jemanden bitten, ihm eine Massage zu geben. Es gibt des Guten, das heißt in diesem Fall bedingungslose Liebe, nicht zuviel.

Die indianische Pendelmassage

Diese indianische Chakren-Massage habe ich von einer alten Heilerin aus Findhorn gelernt, die mit über achtzig Jahren noch Südamerika bereiste, um dort ihre Heilmethoden weiterzugeben. Sie funktioniert ebenfalls ohne Berührung, da wir wieder nur im feinstofflichen Bereich der Aura arbeiten. Diese Massage hilft, Energien zum Fließen zu bringen, Blokaden und Spannungen zu lösen und Liebe und Freude zu erfahren.

Sie brauchen hierfür ein einfaches Pendel. Es kann auch ein Ring oder ein anderer Gegenstand sein, der an einem dünnen Faden hängt. Sie brauchen sich also keineswegs extra ein Pendel zu kaufen. Wenn Sie einen Kristall besitzen, können Sie diesen als Pendel benutzen, denn Kristalle leiten Energie besonders gut. Hält man das Pendel über ein Chakra, bringt die Energie des sich drehenden Chakras das Pendel dazu, entsprechend der Drehrichtung zu schwingen.

Der zu Behandelnde legt sich auf den Rücken und schließt die Augen. Es sollte im Raum ruhig und schön warm sein. Sie setzen sich an die rechte Seite des Liegenden und sammeln sich einen Moment lang. Dazu schließen auch Sie die Augen und entspannen sich. Dann öffnen Sie die Augen wieder.

Während der Behandlung sollten Sie den linken Arm im rechten Winkel hoch halten, das heißt, der Oberarm ist waagerecht und die Hand nach oben ausgestreckt. Sie dient als Antenne zur Aufnahme kosmischer Energie. Das Pendel sollten Sie mit der rechten Hand etwa fünf Zentimeter über dem Kronenzentrum des Liegenden halten. (Sind Sie Linkshänder, machen Sie es genau umgekehrt.) Beobachten Sie, in welche Richtung sich das Pendel dreht. Dreht es sich im Uhrzeigersinn, entgegen dem Uhrzeigersinn, oder steht es still? Befinden sich die Chakren in einem natürlichen, ausgewogenen, aktiven Zustand, sollten sie sich im Uhrzeigersinn drehen.

Bewegt sich das Pendel in eine andere Richtung oder steht es still, geben Sie ihm einmal einen Stoß in die richtige Richtung. Sie werden feststellen, daß es sich dann weiter im Uhrzeigersinn dreht. Oft geht dabei ein Lächeln über das Gesicht des Liegenden, oder Sie haben ein Gefühl wie: „Na, endlich! So ist es richtig!"

Lassen Sie das Pendel eine Weile im Uhrzeigersinn drehen, und überprüfen Sie gelegentlich, ob es sich harmonisch und gleichmäßig bewegt. Wenn nicht, geben Sie ihm wieder einen Stoß. So gehen Sie langsam von oben nach unten ein Zentrum nach dem anderen durch: Kronenzentrum, drittes Auge, Halszentrum, Herzzentrum, Sonnengeflecht, Sinnlichkeits- und Wurzelzentrum.

Wenn Sie unten am Wurzelzentrum angelangt sind, machen Sie noch eine Nachlese. Dabei gehen Sie noch einmal alle Energiezentren von unten nach oben durch, aber diesmal schneller. Zum Schluß streichen Sie die Aura, den feinstofflichen Energiekörper, in einem Abstand von ungefähr fünf Zentimetern zum Körper sanft einige Male von unten nach oben aus. Dann bleiben Sie noch eine Weile mit geschlossenen Augen ruhig sitzen. Nach ein paar Minuten können Sie sie wieder öffnen und warten darauf, daß der Liegende seine Augen aufschlägt. Sie können ihn auch mit leiser Stimme ansprechen und dann Ihre Erfahrungen miteinander austauschen.

Sie brauchen nicht pendeln zu können, um diese Massage richtig auszuführen. Sie benutzen das Pendel nicht, um Fragen zu beantworten oder etwas herauszufinden, sondern um zu spüren, in welche Richtung die Energie in den Chakren fließt, und um sie zu aktivieren. Das kann jeder. Es kann sein, daß Sie nach einer Weile auch ohne Pendel spüren, in welche Richtung die Energie fließt. Dann können Sie auch einfach mit einer kreisenden Bewegung der Hand die Energie zum Fließen bringen. Das ist praktisch, wenn man unterwegs ist und sein Pendel gerade nicht dabei hat.

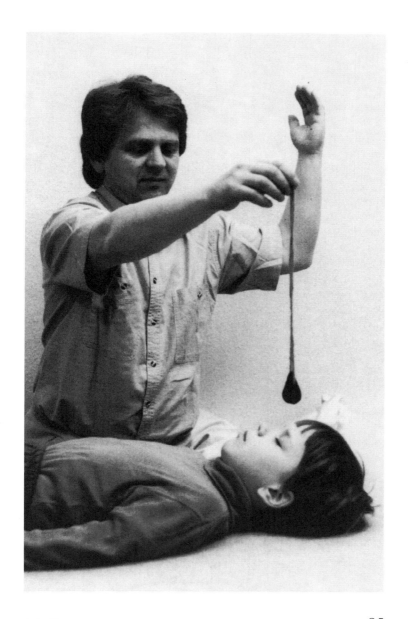

Andere Übungen

Wenn Sie bei einzelnen Chakren spüren, daß diese sich nicht in der richtigen Richtung drehen, ist das kein Grund zur Beunruhigung. Es ist einfach ein Zeichen dafür, daß die Energie in diesem Moment nicht ganz im Gleichgewicht ist. Als Klanghintergrund können Sie leise Entspannungsmusik laufen lassen. Dafür eignen sich zum Beispiel „Listening to the Heart" von Oliver Shanti, „Divine Gypsy" von Yogananda, „Spectrum Suite" von Steven Halpern, „Fairy Ring" und „Silver Wings" von Mike Rowland und „Angel Love for Children" von Aeoliah.

Wer die indianische Pendelmassage einmal pro Woche bekommt, tut viel zur Erhaltung seiner Gesundheit. Denken Sie daran, daß es keinen Raum für Krankheiten gibt, wenn die Energien im feinstofflichen Bereich frei fließen. Wenn Sie krank sind oder sich schlecht fühlen, sollten Sie sich diese Massage sooft wie möglich gönnen. Von der universellen Energie gibt es kein Zuviel, keine Überdosis. Diese Qualität der Energie ist der Grund dafür, daß sich auch der Behandelnde nach einer Massage entspannt, energiegeladen und gut fühlt.

Musik – Nahrung für die Chakren

Alles ist Energie; alles ist Schwingung. Unsere Chakren schwingen in einer bestimmten Frequenz. Jedem Chakra ist, von unten nach oben, ein Ton der Dur-Tonleiter zugeordnet: C, D, E, F, G und A.

Es gibt Chakren-Musik auf CD und Kassette, die die Töne der Dur-Tonleiter von unten nach oben variiert und damit die Energiezentren von der Wurzel bis zur Krone sanft stimuliert und harmonisiert. Besonders gute Erfahrungen habe ich mit der „Spectrum Suite" von Steven Halpern gemacht, einer sanften und entspannenden Harfenmusik. Steven Halpern ist Professor für Musik und Komponist vieler bewußtseinserweiternder Stücke. Diese werden in vielen Krankenhäusern und Therapiezentren der Vereinigten Staaten gespielt; außerdem verwenden viele Fluglinien seine Musik zur Entspannung der Passagiere.

Ich hörte die „Spectrum Suite" zum ersten Mal in Findhorn. Wir saßen in einer Gruppe und lauschten der Musik. Humberto, unser Gruppenleiter, führte uns sanft durch die Chakren: „Konzentriert euch zuerst auf das Wurzelzentrum zwischen euren Beinen. Stellt euch dabei die Farbe Rot vor." Wir durchwanderten so der Reihe nach unsere Energiezentren, wobei wir uns die dazugehörige Farbe vorstellten: Rot, Orange, Gelb, Grün, Blau, Indigoblau, Violett. Nach jedem Stück gab es eine kleine Pause, dann ging es mit dem nächsten Chakra weiter.

Am Kronenzentrum angelangt, schienen die tröpfelnden Harfenklänge die Schädeldecke sanft zu öffnen und das Bewußtsein leichter und feiner zu machen. Plötzlich fühlte ich einen warmen Strom die Wirbelsäule hinaufsteigen, der mich mit Energie füllte und mir Tränen der Freude in die Augen zauberte. Dieses Gefühl der Freude und der Gewißheit, göttlich und liebenswert zu sein, hielt noch eine Weile an und kam in den nächsten Wochen stark und unvermittelt immer wieder.

Die Chakren-Meditation nach Steven Halpern dauert knapp 25 Minuten. Man kann sie morgens als erstes im Liegen oder Sitzen im Bett machen. Dies ist eine der einfachsten und wirksamsten Meditationen zur Harmonisierung unserer Energiezentren, und die Musik hört man sich nicht über.

Schon die alten Mystiker sagten: „Höre, so wird deine Seele leben." Das bewußte Erleben von Musik gibt uns die Möglichkeit, unser Innerstes zu erforschen und zu erleben, um in uns selbst Harmonie zu finden. Wenn wir „verstimmt" sind, können wir unsere Chakren wie die Saiten eines Instrumentes stimmen, das heißt in die richtige Schwingung bringen.

Andere Übungen

Dann klingt unser „Instrument" wieder rein und harmonisch.

Im Hinblick auf die Harmonisierung der Energiezentren ist klassische Musik unübertroffen. Gerhard Klügl, ein Freund von mir aus Landshut, der sich mit der Wirkung von klassischer Musik auf die Chakren beschäftigt, hat die folgende Liste zur Aktivierung und Harmonisierung der einzelnen Zentren aufgestellt:

Wurzelzentrum: (1. Chakra)	Aufzug zur Oper *Carmen* von Bizet Triumphmarsch aus *Aida* von Verdi 1. Satz der 5. Symphonie von Beethoven
Sinnlichkeitszentrum: (2. Chakra)	2. Satz der 5. Symphonie von Beethoven *Andante* aus dem Klavierkonzert Nr. 21 von Mozart *Largo* aus *Xerxes* von Händel *Reigen seliger Geister* von Gluck
Solarplexus: (3. Chakra)	Orgelmusik von Bach, insbesondere *Toccata und Fuge* d-Moll *Der Krönungsmarsch* von Meyerbeer
Herzzentrum: (4. Chakra)	Walzermusik von Johann Strauß *Der Blumenwalzer* von Tschaikowsky *Capriccio Italien* von Tschaikowsky
Halszentrum: (5. Chakra)	*Air* von Bach *Credo* aus der h-Moll-Messe von Bach *Credo* aus anderen Messen von Mozart und Schubert *Adagio* aus dem Klarinettenkonzert von Mozart

Drittes Auge:	1. Satz der 1. Symphonie von Mahler
(6. Chakra)	Harfenmusik von Bach, Händel, Mozart
Kronenzentrum:	*Halleluja* aus dem *Messias* von Händel
(7. Chakra)	*Sanctus* aus der Schubertmesse *Agnus Dei* aus der Krönungsmesse von Mozart *Te Deum* von Mozart letzter Satz der 9. Symphonie von Beethoven

Sie können beim Musikhören sitzen oder liegen, eine oder beide Hände auf das jeweilige Chakra legen und sich die entsprechende Farbe vorstellen.

Affirmationen

Affirmationen sind positive Leitsätze, die einem helfen, sich von begrenzenden, negativen Glaubenshaltungen zu befreien. Sie sollten positiv und einfach formuliert und in der Gegenwartsform gebildet sein. Also zum Beispiel bei Schüchternheit: „Ich bin selbstbewußt."

Affirmationen sollten Sie so lange denken oder sagen, bis Sie im täglichen Leben merken, daß Sie sie leben. Dann brauchen Sie sie nicht mehr und können sich einem anderen Thema zuwenden. Wenn Sie zum Beispiel bisher schüchtern waren und plötzlich ohne rot zu werden oder zu stottern vor einer Gruppe eine flammende Rede halten können, hat die Affirmation gewirkt, und Sie können eine andere nehmen.

Nachfolgend einige Affirmationsvorschläge. Sie können sich natürlich gern Ihre eigenen ausdenken. Und Kinder

Andere Übungen

haben sowieso eine unbegrenzte Phantasie und werden schon wissen, was sie wollen.

„Es geht mir jeden Tag in jeder Beziehung besser und besser." Mit dieser Affirmation hat der Franzose Emile Coué Hunderte von psychosomatisch Kranken geheilt.

„Liebe ist der Weg, den ich in Dankbarkeit beschreite." Oder: „Ich werde von der Liebe Gottes getragen." Dies sind zwei Affirmationen aus „Ein Kurs in Wundern", Lektion 195 und 50.

„Ich bin schön, fähig und liebenswert." Dies sind drei „Druckpunkte", die bei den meisten noch funktionieren. Viele Menschen haben etwas an ihrem Äußeren auszusetzen, fühlen sich manchen Situationen des Lebens nicht gewachsen oder denken, sie müßten sich Liebe erst verdienen.

„Gott und ich sind eins. Alles Gute, das in Gott ist, ist auch in mir und steht mir unmittelbar zur Verfügung." Nach Taniguchi.

Viele Übende begleiten die Fünf »Tibeter« mit Affirmationen und wählen dafür die Ruhepausen zwischen den Übungen, in denen man sich entspannen und tief und ruhig atmen soll. Ich glaube, daß man dann noch aufnahmebereiter ist als in den aktiven Phasen. Probieren Sie es aus. Wenn Sie sich aber auf die Übungen selbst konzentrieren und die Zeit dazwischen still genießen möchten, ist das völlig in Ordnung.

Besonders wirksam sind Affirmationen, wenn man sie singt, da dann das Halszentrum beteiligt ist und auch die rechte Gehirnhälfte, der Sitz der Intuition, der Kreativität und des ganzheitlichen Denkens, angesprochen wird. Schön und einfach ist das Lied „Love is the Way – Liebe ist der Weg",

Liebe ist der Weg (Canon vierstimmig)

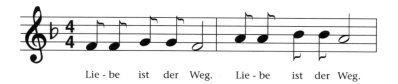

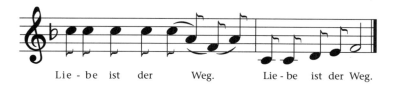

das man auch als Kanon zum Beispiel beim Spazierengehen singen kann.

Ein anderes einfaches Lied zur Aktivierung des Herzzentrums, das auch als dreistimmiger Kanon gesungen werden kann, ist:
„Love, love, love, love, people, we are made for love, love each other as ourselves, for we are one." („Liebe, Liebe, Liebe, Liebe, Leute, wir sind für die Liebe gemacht, liebt einander wie euch selbst, denn wir sind alle eins.")

Hier noch einige Vorschläge, wie Sie mit Affirmationen die besonderen Qualitäten jedes Chakras fördern können.

1. Chakra: „Ich genieße meine Verbundenheit zu Mutter Erde und fühle mich in Gottes Liebe geborgen."

2. Chakra: „Ich nehme mein Leben schöpferisch in die Hand und begeistere mich am Spiel des Lebens."

3. Chakra: „Ich strahle heitere Gelassenheit und Lebenskraft aus. Mir fällt es leicht, meine Ziele in die Tat umzusetzen."

4. Chakra: „Ich empfinde Liebe und Mitgefühl für alle Geschöpfe. Ich bin glücklich, mit allem Lebendigen verbunden zu sein."

5. Chakra: „Ich drücke mich wahrhaftig und harmonisch aus. Meine Beziehungen sind offen und liebevoll."

6. Chakra: „Ich empfange Visionen und erkenne meine Aufgaben. Ich bin ständig mit meiner Intuition, der Weisheit des Herzens, verbunden."

7. Chakra: „Ich bin ein göttliches, kosmisches Wesen. Meine Bestimmung ist Erleuchtung und Vollkommenheit."

Sie können die Hände im Sitzen oder Liegen auf das jeweilige Chakra legen und sich, wenn Sie möchten, die dazugehörige Farbe vorstellen.

Aktivierung der Chakren durch die Kraft der Edelsteine

Auch Kristalle und Edelsteine sind etwas Lebendiges, sind Energie gepaart mit Bewußtsein. Es gibt keinen grundsätzlichen Gegensatz zwischen Energie und Materie. So freuen sich Edelsteine, wenn wir sie bitten, uns zu helfen. Die Energie, mit der sie uns unterstützen können, hängt nicht von ihrem Wert oder ihrer Größe ab, sondern auch von der Gastfreundschaft, mit der wir sie aufnehmen. Wir schauen doch auch bei einem guten Freund nicht auf seinen Verdienst oder sein Vermögen, oder?

Kristalle sind Verstärker der Energien, die in uns wohnen. Sie werden meist von ihrem Farbton her den einzelnen Chakren zugeordnet, im Regenbogenspektrum von Rot (Wurzelzentrum) bis Violett (Kronenzentrum). Edelsteine können nichts hervorzaubern, was nicht schon vorhanden ist. Sie machen uns aber bewußt, welche Qualitäten und Reichtümer in uns stecken. Legen Sie sich hin, und plazieren Sie Edelsteine auf eines oder mehrere Chakren. Wenn Sie beispielsweise einen grünen oder rosa Stein auf das Herzzentrum legen, können Sie sich entspannen und sich vorstellen, wie das strahlende Licht des Steins zunächst in die oberen und dann in die unteren Chakren strömt, um von dort aus wieder zum strahlend leuchtenden Bereich des Herzzentrums zurückzukehren. So öffnen Sie Ihr Bewußtsein für den Reichtum der Liebe, die in jedem von uns im Überfluß vorhanden ist.

Nach einer Übung wie dieser können Sie Ihren Dank und Ihre Freundschaft gegenüber diesen Wesen, die uns helfen, unsere natürlichen Energien zu entdecken, zum Ausdruck bringen – vielleicht mit einer Shanti-Übung. Edelsteine verstärken Ihre inneren Kräfte, so daß Sie sich ihrer gewahr werden und sie besser zum Ausdruck bringen können.

Edelsteine und Chakren

1. Chakra (Wurzelzentrum)
Schwarze und rote Steine, zum Beispiel Koralle und roter Jaspis, Rubin und Granat, Obsidian, schwarzer Turmalin, Rauchquarz
(schwarze Steine kann man auch zum Ableiten unerwünschter Energien an die Füße legen)

2. Chakra (Sinnlichkeitszentrum)
Orangefarbene Steine, zum Beispiel Feueropal, Carneol, außerdem Mondstein und Perlen

3. Chakra (Solarplexus)
Gelbe und goldgelbe Steine, zum Beispiel Bernstein, Zitrin,
Pyrit, Tigerauge

4. Chakra (Herzzentrum)
Rosa und hellgrüne Steine, zum Beispiel Rosenquarz, Olivin
(aus Lanzarote), grüner Turmalin und Aventurin, Malachit

5. Chakra (Halszentrum)
Hellblaue oder türkisfarbene Steine, zum Beispiel Aquama-
rin, Türkis, Amazonit

6. Chakra (drittes Auge)
Dunkelblaue bis violette Steine, zum Beispiel Lapislazuli und
Azurit

7. Chakra (Kronenzentrum)
Violette und durchsichtige Steine, zum Beispiel Amethyst
und Bergkristall

Zur Reinigung legt man seine Steine in die Sonne oder hält
sie unter fließendes kaltes Wasser. Scheint die Sonne nicht,
können Sie die Steine in Gedanken reinigen. Sie können sie
aufladen, indem Sie sie bei sich tragen, sie in der Hand halten
oder sich in Gedanken liebevoll mit ihnen beschäftigen.

Sie können auch eine Kette mit den Steinen tragen, deren
Energie Sie gerade am dringendsten brauchen. Wer beim
Reden öfter heiser ist, kann eine kurze Kette aus Türkisen
oder Lapislazuli um den Hals tragen. Bernstein nimmt
Schmerzen, stärkt das gesamte Drüsensystem und entspannt
den Solarplexus. Zu einem Zahnarzttermin können Sie eine
Bernsteinkette tragen. Rudolf Steiner wußte um die Kraft der
Steine und empfahl, Babys beim Zahnen Bernsteinketten
umzulegen. Für das Herzzentrum empfiehlt es sich, Rosen-
quarz oder Jade zu tragen. Die Ketten sollten möglichst auf
Höhe des Chakras enden, das sie harmonisieren.

Sie können die Steine, die Ihnen gerade besonders gut tun, in einem kleinen Stoffsäckchen am Gürtel oder in der Hosentasche tragen. Das machen die Indianer Nordamerikas ebenso wie die Tibeter im Himalaja. Sie können Steine und Ketten günstig auf Mineralienmessen kaufen, die alljährlich in den größeren Städten stattfinden. Sie brauchen kein Vermögen für große Steine auszugeben, kleine tun es auch.

„Shanti" – Ich grüße das Licht in dir

„Shanti" ist aus dem Sanskrit und heißt: „Ich grüße das Licht in dir." Mit diesem Gruß bringen Inder und viele andere Menschen zum Ausdruck, daß sie sich mit dem ewigen Licht identifizieren, das jeder Mensch in sich trägt, nicht mit den äußeren Ebenen von Körper, Gefühlen und Gedanken.

Wie oft gehen wir morgens ins Badezimmer, gucken in den Spiegel und denken: „Ach, wie sitzen denn heute deine Haare?" oder: „Nein, schon wieder ein Pickel!" Damit setzen wir uns mit der körperlichen Ebene gleich, auf der es wirklich manchmal nicht zum besten bestellt ist. Wir identifizieren uns mit der materiellen Ebene, und dann noch meist in einer herabsetzenden Weise.

Sie können sich statt dessen gleich morgens mit dem Licht in sich identifizieren, indem Sie sich vor einen großen Spiegel stellen und sich laut oder in Gedanken so begrüßen: „Shanti. Ich grüße, anerkenne und wertschätze das Licht in mir." Dabei verneigen Sie sich tief vor sich selbst. Dadurch bringen Sie alle Chakren miteinander in Einklang.

Legen Sie dann Ihre Hände auf Ihr Herzzentrum, und schließen Sie für einen Moment die Augen. Dann öffnen Sie sie wieder und legen die Handflächen aneinander. Führen Sie Ihre Hände langsam nach oben – zum Kronenzentrum oberhalb des Kopfes. Schauen Sie Ihrem Spiegelbild dabei in die Augen, und denken Sie: „Ich grüße das Licht in dir – egal, ob

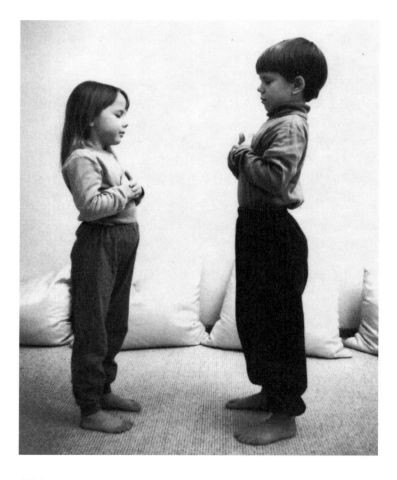

du alt oder jung, schön oder häßlich bist, ob ich dich mag oder nicht."

Die Handflächen bleiben zusammen. Halten Sie den Augenkontakt aufrecht, und beugen Sie sich langsam von der Taille aus vor. Wenn Sie sich weit nach vorn gebeugt haben, lösen Sie die nach unten gerichteten Hände, und lassen Sie sie in einer Geste des Gebens und Empfangens auseinandergleiten. Sie geben gleichzeitig kosmische Energie von oben ab und sammeln Erdenergie von unten ein. Bringen Sie jetzt die Hände wieder zusammen, und richten Sie sich langsam wieder auf – Chakra für Chakra, Wirbel für Wirbel. Stellen Sie dabei den Augenkontakt so bald wie möglich wieder her. Die Hände gleiten wieder bis zur Höhe des Kronenzentrums oberhalb des Kopfes und kommen schließlich auf dem Herzzentrum zur Ruhe. Wiederholen Sie diese Übung mindestens noch zwei Mal.

Diese Übung können Sie gleich morgens allein vor dem Spiegel machen oder mit Ihren Kindern, Ihrem Partner oder mit Freunden, die Sie im Laufe des Tages treffen. Sie können auch Tiere, Berge, Pflanzen, die Erde oder das Universum auf diese Weise begrüßen. Damit unterstützen Sie das Bewußtsein Ihres wahren Selbst und des inneren Lichts, in dem Sie mit allem Lebendigen verbunden sind. Wenn Sie sich gleich morgens mit diesem Licht in sich und anderen verbinden, sind Sie auch im Laufe des Tages eher geneigt, das Licht in sich und anderen zu sehen.

Eine Variante dieser Übung, die man zur Begrüßung in einer Gruppe machen kann, zum Beispiel auf einem Kindergeburtstag, geht folgendermaßen: Jeder grüßt jeden im Raum. Alle stehen sich mit den Händen auf dem Herzzentrum gegenüber, bringen die Handflächen aneinander und heben sie bis zum dritten Auge. Gleichzeitig neigen alle ihren Kopf in einer leichten Verbeugung und sagen „Shanti" zueinander. Dabei sollten Sie sich die Bedeutung dieses Wortes bewußtmachen: „Ich grüße das Licht in dir."

Man sollte sich dabei in die Augen, die Fenster der Seele, durch die wir unser inneres Licht leuchten lassen, schauen und freundlich lächeln. Dann legt man die Hände wieder auf das Herzzentrum in der Mitte der Brust, blickt sein Gegenüber noch einmal freundlich an und geht langsam zur nächsten Person weiter.

Das Herz öffnen

Diese Übung aktiviert besonders das Hals- und das Herzzentrum und harmonisiert gleichzeitig vom Kronenzentrum, dem Punkt höchsten Bewußtseins, aus alle Energiezentren. Sie werden sich bei der Ausführung Ihrer Aura bewußt werden. Diese Übung ehrt die Erde, da wir uns mit unserer Krone vor ihr verneigen und uns zum Erdmittelpunkt ausrichten. Wir erfahren eine ungewohnte Weite und eine aufrechte Haltung, die mit Aufrichtigkeit und Geradlinigkeit einhergeht. Durch diese Übung können Verspannungen des Nackens behoben werden, und wir können wieder frei und tief atmen.

Stellen Sie sich aufrecht im Tai-Chi-Stand hin. Die Füße sind dabei etwa schulterbreit auseinander und parallel zueinander, die Knie sind leicht gebeugt. Dadurch wird die Wirbelsäule gerader, und die Chakren werden besser mit Energie versorgt. Vielleicht mögen Sie sich diese Haltung auch im Alltag angewöhnen, etwa wenn Sie an der Bushaltestelle warten, sich mit jemandem unterhalten oder im Supermarkt an der Kasse anstehen.

Für diese Übung benötigen Sie soviel Platz wie für den ersten »Tibeter«, die Drehübung. Die Hände liegen auf dem Herzzentrum. Schließen Sie die Augen, und kontrollieren Sie Ihre Haltung. Werden Sie sich bewußt, daß Ihre Hände Verlängerungen des Herzzentrums und dazu geschaffen sind, zu lieben, zu umarmen, zu behüten und zu beschützen.

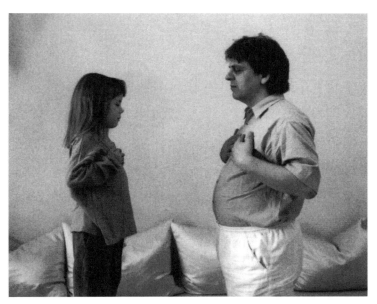

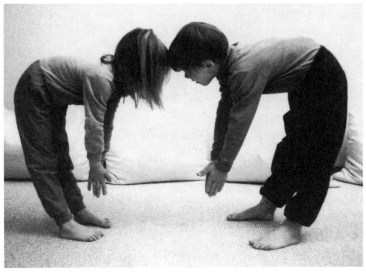

Andere Übungen

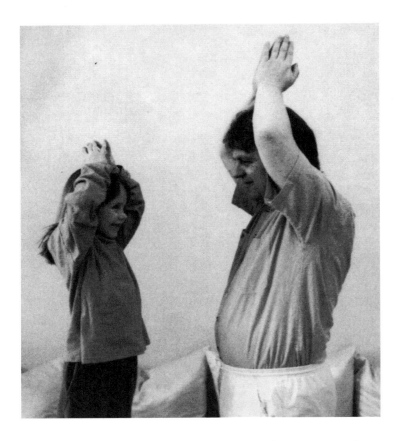

Strecken Sie Ihre Hände so weit wie möglich nach vorne. Drehen Sie die Handflächen nach außen, und beschreiben Sie einen großen Kreis nach hinten, durch den Sie Ihre Aura, Ihr Lichtkleid, andeuten. In Wirklichkeit ist Ihr feinstofflicher Körper allerdings viel größer. Falten Sie die Hände hinter dem Po. Lassen Sie nun langsam den Kopf in den Nacken sinken, und öffnen Sie dabei den Mund. Strecken Sie dann die gefalteten Hände so weit wie möglich in Richtung Kopf, und atmen Sie einige Male tief durch.

Lassen Sie die Hände wieder zum Po sinken, und beugen Sie sich ganz langsam vom Herzzentrum aus Wirbel für Wirbel, Chakra für Chakra, nach unten. Dabei verbinden Sie alle Energiezentren miteinander und mit der Energie des Kronenzentrums. Wenn Sie sich vollständig vorgebeugt haben, lassen Sie den Kopf locker hängen. Strecken Sie dann die gefalteten Hände zur Decke oder zum Himmel. Atmen Sie tief und langsam einige Male in diese Dehnung hinein.

Lassen Sie nun die Hände wieder sinken, und richten Sie sich langsam vom Herzzentrum aus Wirbel für Wirbel, Chakra für Chakra wieder auf. Wenn Sie ganz aufgerichtet sind, lassen Sie den Kopf wieder in den Nacken sinken, und strecken Sie noch einmal die gefalteten Hände über den Kopf. Atmen Sie durch den geöffneten Mund tief und langsam ein und aus.

Führen Sie die immer noch gefalteten Hände wieder herunter, lösen Sie sie, und beschreiben Sie wieder einen weiten Lichtkreis um sich herum. Lassen Sie zum Abschluß die Hände auf dem Herzzentrum ruhen. Es ist möglich, daß Sie eine neu gewonnene Weite oder ein Prickeln in den Händen spüren oder daß Sie wahrnehmen, daß Sie aufrechter stehen. Führen Sie diese Übung langsam drei Mal hintereinander aus. Wenn Sie möchten, auch mehrmals am Tag mit Ihren Kindern.

Andere Übungen

Der Drei-Minuten-Power-Atem

Diese Atemübung stammt aus dem Yoga. „Yoga" heißt so viel wie „Joch" oder „Verbindung". Das ganze Universum wird von universeller Lebenskraft durchdrungen, die jede Zelle und jedes Atom belebt. Durch Yoga-Übungen verbinden wir uns mit dieser kosmischen Energie, dem Göttlichen. Entscheidend für die Menge an Lebensenergie, die wir zur Verfügung haben, ist die richtige Atmung. Ein Mensch kann sehr lange – bis zu 40 Tagen – ohne Nahrung auskommen und einige Tage ohne Flüssigkeit. Aber er kann nur wenige Minuten ohne Luft überleben. Das zeigt, wie wichtig das Atmen für uns ist. Durch die Atmung versorgen wir unseren Körper mit Sauerstoff. Je mehr Sauerstoff wir zur Verfügung haben, desto höher ist die Lebensqualität der Zellen, den Grundbausteinen unseres Körpers.

Durch tiefes Atmen reinigen wir auch das Lymphsystem, das die Schlacken des Zellstoffwechsels zu den Ausscheidungsorganen transportiert.

Sportler erkranken im Durchschnitt nur ungefähr halb so oft an Krebs wie der Rest der Bevölkerung. Warum? Weil Sportler durch die Bewegung und das tiefe Atmen mehr von dem wichtigsten Element – Sauerstoff – aufnehmen. Außerdem stärkt der Sport das Immunsystem und damit die Abwehrkraft des Körpers. Das Blut wird durch eine „Pumpe", das Herz, durch den Körper befördert, aber die Lymphflüssigkeit hat keine solche Pumpe. Sie wird durch Muskelkontraktionen bewegt, also durch Bewegung.

Hier ist eine einfache Atemübung, die den Körper optimal mit Sauerstoff versorgt und ihn gleichzeitig reinigt.

Sitzen Sie entspannt und aufrecht, die Hände ruhen mit den Handflächen nach oben locker auf den Oberschenkeln. Die Füße berühren den Boden.

Atmen Sie ein, und halten Sie den Atem vier Mal so lange an, wie Sie für die Einatmung gebraucht haben. Atmen Sie dann doppelt so lange aus, wie Sie eingeatmet haben. Das Verhältnis sollte also 1 zu 4 zu 2 betragen. Das Einatmen geschieht durch die Nase, das Ausatmen durch den Mund. Führen Sie diese Übung zehn Mal hintereinander mindestens drei Mal am Tag aus – morgens, mittags, abends. Sie können Sie aber auch so oft machen, wie Sie wollen. Wenn Sie eine Sekunde lang eingeatmet haben, halten Sie den Atem vier Sekunden lang an und atmen zwei Sekunden lang aus. Sie können gern mitzählen, um den richtigen Rhythmus zu finden. Wenn Sie vier Sekunden lang einatmen, halten Sie den Atem 16 Sekunden lang an, und atmen Sie acht Sekunden lang aus. So können Sie sich langsam steigern. Am leichtesten fällt das Atmen und das Zählen, wenn Sie dabei die Augen zumachen.

Durch das lange Anhalten des Atems versorgen wir unser Blut optimal mit Sauerstoff und regen die Bewegung der Lymphflüssigkeit an. Durch die lange Ausatmung scheiden wir Schlacken und Gifte über das Lymphsystem aus.

Diese Atemtechnik können Sie auch bei Ausdauersportarten einsetzen, die unser System zusätzlich mit Sauerstoff versorgen, zum Beispiel beim Wandern, schnellen Gehen („Walking"), Schwimmen oder Joggen.

Ich zeige diese Übung gern in meinen Seminaren, und sie fällt mir meistens dann ein, wenn ich merke, daß die Teilnehmer oder ich selbst müde werden und nur mühsam ein Gähnen unterdrücken können. Hinterher sind wir alle wieder für einige Stunden munter, sogar am Abend.

Neulich hatte ich ein beeindruckendes Erlebnis. Ich hatte die Atemübung in einem kleinen Kreis gemacht. Dabei hatte ich vergessen zu sagen, daß wir die Übung insgesamt zehn Mal machen würden. Wir hatten die Übung längst beendet, aber eine ältere Frau machte sie noch immer. Weil sie die Augen geschlossen hatte, merkte sie gar nicht, daß wir schon längst fertig waren. Am nächsten Morgen erzählte sie uns, daß sie am Abend so voller Energie gewesen sei, daß sie noch bis halb zwei ihren Schreibtisch aufgeräumt habe, was sie monatelang vor sich hergeschoben hatte.

Ganzheitlich schauen

Mitten in der Nacht rief mich ein Freund an, der gerade in den USA Urlaub machte. „Hast du schon mal jemandem in beide Augen gleichzeitig geschaut?" fragte er mich. Ich fand diese Frage ziemlich albern und antwortete: „Wieso, das mache ich doch dauernd."

Daraufhin erklärte mein Freund mir den Unterschied. Es geht nämlich nicht darum, das „Lieblingsauge" des Gegenübers zu fixieren, sondern seinen Blick zu entspannen und in beide Augen gleichzeitig zu schauen. Das ist am Anfang etwas ungewohnt, ist aber die natürliche entspannte Weise, mit der einen auch kleine Kinder oder Tiere anschauen. Mit diesem ganzheitlichen Blick aktivieren wir beide Gehirnhälften und nehmen viel mehr von der Ausstrahlung unseres Gegenübers wahr. Wir sind nicht nur auf „Sendung", sondern gleichzeitig auf „Empfang". Außerdem entspannt diese Art des sanften Schauens die Augenmuskulatur.

Probieren Sie es einmal aus. Am besten üben Sie es mit Hilfe eines Handspiegels erst einmal allein. Stellen Sie den Spiegel zunächst in einiger Entfernung vor sich auf den Tisch. Dann verringern Sie nach und nach den Abstand, bis Sie einen normalen Blickabstand zu Ihrem Spiegelbild haben. Es macht nichts, wenn bei dieser Art des Schauens das Gesicht verschwimmt und Sie nicht jede Sommersprosse erkennen können. Unsere Augen sind besser ausgestattet als jede Spiegelreflexkamera, und wir können den Blick jederzeit wieder fokussieren. Wenn Sie diesen Blick beherrschen und genießen, können Sie ihn auch bei anderen ausprobieren.

Sie können die Übung zur Herzensverbindung, die im ersten Kapitel beschrieben ist, mit offenen Augen und dem ganzheitlichen Blick beginnen und erst nach ein paar Minuten die Augen schließen.

Wenn Sie möchten, können Sie sich diesen ganzheitlichen, sanften Blick grundsätzlich angewöhnen und damit Ihre Sichtweise ändern und erweitern. Statt jemanden zu fixieren und „auf den Punkt zu bringen", lassen Sie so die Ausstrahlung des anderen Menschen immer mehr auf sich wirken. Auch Tiere scheinen es zu genießen, auf diese entspannte Art angeschaut zu werden. Probieren Sie es bei Katzen, Hunden oder Raubtieren im Zoo aus.

Wenn Sie möchten, können Sie diesen Blick noch vertiefen, indem Sie sich vorstellen, daß entgegen dem Uhrzeigersinn drehende Spiralen in die Augen Ihres Gegenübers hineinfließen. Das können Sie ganz unauffällig tun. Wahrscheinlich ist es am besten, dies zunächst wieder einmal vor dem Spiegel zu üben. Die entgegen dem Uhrzeigersinn drehenden Spiralen bringen Sie noch mehr in Kontakt mit dem Zentrum, dem Licht, im anderen. Wer Glück hat, kann mit diesem ganzheitlichen Spiralblick bei schummriger Beleuchtung die Aura, das Lichtfeld, um einen Menschen sehen.

Andere Übungen

Meditation

Meditation ist nichts Seltsames aus dem Osten. Auch wir meditieren, wenn wir zum Beispiel einen Sonnenuntergang betrachten und für ein paar Momente alles um uns herum vergessen. Wir können auch bewußt meditieren – in unsere Mitte kommen –, wenn wir uns hinsetzen, die Augen schließen und einfach still sind. Dabei können wir auch an ein Mantra denken, wie „Frieden", „Liebe" oder „Licht", „Dein Wille geschehe" oder „Om".

„Om" bezeichnet das Göttliche in seiner unmanifestierten Form. Das ist Energie, die sich noch nicht in materieller Gestalt – zum Beispiel als Stein, Blume oder Mensch – ausgedrückt hat. „Om", gesprochen mit offenem „a" und „u" und langem „m", ist ein kraftvolles Mantra – eine Klangschwingung, die uns mit höheren Energien verbindet –, das man laut und langsam sprechen sollte.

Durch Meditation laden wir uns mit weißem Licht auf, das unsere Chakren zum Vibrieren und Leuchten bringt. Wir erlangen ein inneres Gleichgewicht und eine heitere Gelassenheit, weil wir mit den höheren Energien in uns in Kontakt kommen. Wir sollten uns nicht in äußeren Aktivitäten verlieren, sondern uns immer wieder Kraft aus unserem Innersten holen. Stellen Sie sich einen Bogenschützen vor: Je weiter er die Sehne zurückzieht, desto schneller und weiter kann der Pfeil fliegen. Meditation steht nicht im Gegensatz zu weltlichen Aktivitäten, sondern ist die Voraussetzung dafür, daß wir mit unserem Leben besser klarkommen, daß wir kreativer und zentrierter sind. Meditation nährt Körper und Geist und führt zu Erkenntnis, Weisheit und Ausgeglichenheit.

Wenn Sie jeden Tag meditieren, wird Ihr Geist im Laufe der Zeit klarer, und Sie lernen mehr und mehr, Wichtiges von Unwichtigem zu unterscheiden. Meditation kann Ihnen auch helfen, die Beziehungen zu Ihren Mitmenschen zu intensivieren und harmonischer werden zu lassen. Da wir uns mehr in Kontakt mit unserer inneren Stärke befinden, sind wir humorvoller und gelassener. Wir hören besser zu und lassen andere so sein, wie sie sind; wir akzeptieren sie in ihrer Andersartigkeit.

Viele Meditierende setzen sich mehr für andere Menschen ein. Sie haben erkannt, daß wirkliche Freude aus dem Helfen, Dienen und der Hingabe kommt, und richten ihr Leben mehr und mehr auf den Gewinn dieser inneren Freude aus. Wer hat noch nicht erfahren, daß liebevolles Schenken noch mehr Freude macht, als beschenkt zu werden?

Wer regelmäßig – und wenn es nur zehn Minuten am Tag sind – meditiert, merkt, daß er auch außerhalb der Meditationszeiten oft in einem meditativen Zustand ist. Wir können durch Meditation lernen, unser Innerstes wahrzunehmen und in all unsere Handlungen mit einzubeziehen. Mit Hilfe der Intuition spüren wir die Impulse unseres Zentrums und setzen sie in die Tat um. Es gibt so viele verschiedene Meditationstechniken, daß Sie bestimmt eine finden werden, die für Sie die richtige ist. Es geht nicht darum, *wie* Sie meditieren, sondern *daß* Sie meditieren, am besten regelmäßig morgens oder abends.

Andere Übungen

Chakren-Meditation

Durch diese Meditation laden wir all unsere Chakren mit Energie auf. Wir spüren die Kraft und Lebendigkeit unserer Energiezentren. Wir erkennen, daß wir Licht sind, und verwandeln mit der Zeit auch die langsamste Frequenz von Energie, den Körper. Wenn Sie sie beherrschen, können Sie sie mit Ihren Kindern üben.

Setzen Sie sich aufrecht hin, am besten, ohne sich anzulehnen. Es sollte ruhig im Raum sein, und Sie sollten in den nächsten 20 Minuten nicht gestört werden. Sie können ein Schild an die Tür hängen: „Bitte nicht stören, ich bin gleich wieder für euch da."

Atmen Sie tief und gleichmäßig. Achten Sie darauf, daß Ihr Bauch sich beim Einatmen nach vorn wölbt und beim Ausatmen flach wird.

Atmen Sie durch die Nase, und stellen Sie sich vor, daß die Luft, die Sie einatmen, Licht ist, die durch die Nase in Ihren Körper fließt und hinunter in die Tiefen Ihrer Lungen.

Fühlen Sie, wie das Licht um Sie herum und in Ihrem Körper zunimmt und immer mehr zunimmt.

Überlassen Sie die Atmung sich selbst, während Sie sich Licht in und um Ihren Körper herum vorstellen.

Stellen Sie sich vor, daß Ihr Körper von Licht erfüllt und durchscheinend wird. Er besteht nur noch aus Licht.

Achten Sie jetzt nicht mehr auf Ihre Atmung – sie geht von allein weiter –, sondern richten Sie Ihre Aufmerksamkeit auf den höchsten Punkt Ihres Kopfes.

Nehmen Sie jetzt diesen Punkt wahr. Fühlen Sie, wie er sich langsam öffnet. Fühlen Sie, wie diese Öffnung sich mit Licht füllt, das nach unten strömt, Ihren Körper die Wirbelsäule entlang nach unten hin durchdringt, ganz nach unten bis zum Stuhl, auf dem Sie sitzen.

Stellen Sie sich vor und fühlen Sie, wie sich dieser offene Kanal mit Licht füllt und dabei Ihren ganzen Körper durchfließt. Fühlen Sie sich als Kanal, rein und durchlässig. Fühlen Sie, wie das Licht aus Ihrer Haut hinausströmt. Fühlen Sie, wie es dabei pulsiert. Beobachten Sie die Farbe dieses Lichts.

Richten Sie Ihre Aufmerksamkeit jetzt ganz langsam auf das Wurzelzentrum, knapp unterhalb Ihres Körpers. Fühlen Sie, wie sich das Wurzelzentrum mit pulsierendem Licht füllt. Nehmen Sie dieses Chakra als drehendes Rad wahr. Fühlen Sie, wie sich das Licht vom ersten Chakra aus ausbreitet. Lassen Sie das Licht nach oben zum Sinnlichkeitszentrum steigen. Erlauben Sie der Lichtenergie dort, sich im Einklang mit dem Wurzelzentrum wie ein drehendes Rad zu bewegen. Erlauben Sie beiden Chakren, sich zu drehen, und fühlen Sie, wie die pulsierende Energie sich vom zweiten Chakra aus nach außen durch den Körper ausdehnt.

Lassen Sie die Energie zum dritten Chakra, dem Solarplexus, aufsteigen. Fühlen Sie, wie es sich dreht und pulsiert.

Lassen Sie die Energie zum vierten Chakra, dem Herzzentrum, aufsteigen. Fühlen Sie, wie sich die Energie dort dreht und pulsiert und sich in der gesamten Herzgegend ausbreitet.

Lassen Sie die vibrierende Lichtenergie zum fünften Chakra, dem Halszentrum, aufsteigen. Fühlen Sie die pulsierende Energie in diesem Chakra. Falls Sie in der Halsgegend einen Druck spüren, öffnen Sie den Mund und lassen ihn heraus.

Erlauben Sie der Energie, weiter nach oben zum sechsten Chakra, dem dritten Auge, zu steigen, und fühlen Sie, wie das Licht wächst. Nehmen Sie wahr, wie es vibriert, wie das Licht in Ihrem gesamten Körper pulsiert.

Andere Übungen

Fühlen Sie, wie die Energie weiter zum siebten Chakra, dem Kronenzentrum, aufsteigt. Erlauben Sie der Energie, sich oberhalb Ihres Kopfes auszubreiten.

Fühlen Sie, wie sich alle Chakren drehen und dabei das pulsierende Licht durch Ihren Körper verströmen.

Nehmen Sie Ihren ganzen Körper als reines Licht wahr, als strahlend, pulsierend und warm. Nehmen Sie die Farbe dieses Lichtes wahr. Nehmen Sie Bilder wahr, die Ihnen kommen. Lassen Sie sie einfach kommen. Halten Sie sie nicht fest. Lassen Sie sie los. Nehmen Sie sie einfach nur wahr.

Fühlen Sie jetzt, wie das Licht wie ein Springbrunnen auf Sie herunterströmt. Fühlen Sie, wie sich die Lichtenergie aus Ihrem Kopf über Ihren ganzen Körper ergießt. Stellen Sie sich eine Lichtfontäne auf Ihrem Kopf vor. Die Lichtenergie füllt Sie aus, dringt durch Ihre Haut nach außen und strömt auf Sie herunter.

Richten Sie Ihre Aufmerksamkeit wieder auf den Punkt oberhalb des Kopfes. Stellen Sie sich vor, Sie ziehen die gesamte Lichtenergie, die sich um Ihren Körper herum ausgebreitet hat, zurück in den Punkt oberhalb des Kopfes. Ziehen Sie sie am dritten Auge, dem Hals- und dem Herzzentrum, dem Solarplexus und dem Sinnlichkeitszentrum vorbei bis zum Wurzelzentrum hinunter.

Halten Sie die Energie dort. Formen Sie einen Ball aus Lichtenergie. Lassen Sie diesen Ball kleiner und kleiner werden, bis er auf die Größe eines Samenkorns geschrumpft ist.

Heben Sie dieses Samenkorn langsam nach oben bis zum Sonnengeflecht.

Lassen Sie dieses Samenkorn aus Licht in der Mitte Ihres Körpers ruhen. Halten Sie es dort fest.

Die gesamte Lichtenergie ist jetzt in diesem kleinen Samen konzentriert, der sich knapp oberhalb Ihres Bauchnabels tief im Inneren des Körpers befindet.

Dort bleibt er für alle Zeiten sicher aufgehoben.

Möglicherweise spüren Sie auf Ihrer Haut noch das

Vibrieren des Lichts. Bewahren Sie dieses schöne Gefühl, solange Sie können.

Das Samenkorn gehört Ihnen und wartet darauf, daß Sie es einsetzen, wann immer Sie es brauchen. Bewahren Sie es für immer in Ihrem Innern – glühend.

Atmen Sie drei Mal tief ein und aus, und lassen Sie den Kopf langsam auf die Brust sinken. Lassen Sie ihn einfach hängen. Drehen Sie ihn nun ganz langsam erst zu einer Schulter, dann zur anderen, während Sie die Augen öffnen. Bewegen Sie zunächst die Finger, dann den ganzen Körper. Seien Sie jetzt wieder hier im Raum.

Stehen Sie auf, und strecken Sie sich wie eine Katze. Wenn Sie Lust haben, gähnen Sie. Beugen Sie sich nach vorne, und lassen Sie den Körper einfach locker hängen.

Friedensmeditation fürs Herzzentrum

Durch Meditation können wir negative Gefühle verwandeln und Feindbilder und Ängste abbauen. Ich bin dank dieser Meditation meine Angst vor Spinnen losgeworden. Indem wir Frieden in uns schaffen, laden wir unsere Körperzellen mit positiver Energie auf und stärken unser Immunsystem. Gleichzeitig strahlen wir Friedfertigkeit aus und machen dadurch Frieden auch auf der äußeren Ebene möglich: wie innen, so außen. Durch diese Meditation steigern wir unsere Liebesfähigkeit und lernen, immer mehr bedingungslos und ohne Erwartungen zu lieben. Bedingungslose Liebe ist eine Energie, die die Welt und wir dringend brauchen.

Andere Übungen

Sie sitzen, möglichst ohne sich anzulehnen, aufrecht mit geschlossenen Augen. Im Raum sollte es angenehm warm sein, und Sie sollten darauf achten, daß Sie in den nächsten 15 Minuten nicht gestört werden können.

Während Sie die aufrechte Sitzhaltung beibehalten, lösen Sie alle Spannungen und entspannen die Stirn, die Augen, den Kiefer, den Hals, die Schultern, die Arme, die Hände, die Finger, den Rücken, die Brust, den Bauch, die Oberschenkel, die Waden und die Füße.

Richten Sie Ihre Aufmerksamkeit nun auf den Atem, und beobachten Sie ihn, ohne ihn verändern zu wollen: ein – aus, ein – aus. Bedanken Sie sich still dafür, daß Sie „geatmet" werden, daß Sie durch den Atem ohne Ihr bewußtes Zutun am Leben erhalten werden. Wenn Gedanken kommen, lassen Sie sie wie Wolken oder fliegende Vögel vorüberziehen. Hängen Sie ihnen nicht nach.

Richten Sie Ihre Aufmerksamkeit jetzt auf den höchsten Punkt des Kopfes. Stellen Sie sich dort eine Öffnung vor. Durch diese Öffnung fließt weißes Licht in Sie hinein und die ganze Wirbelsäule hinunter. Ihre Wirbelsäule wird so zu einer Lichtsäule. Auf der Höhe des Herzens lassen Sie das Licht nun kreisförmig ausstrahlen. Das Herz ist ein Transformator, der Lichtenergie in Liebe umwandelt. Deshalb strahlen wir aus unserem Herzen ununterbrochen Liebe nach allen Richtungen aus. Fordern Sie Ihr Herz einfach auf: „Gib." Dann verströmt es Liebe.

Denken Sie nun an Ihr Kind oder an einen anderen Menschen, den Sie sehr lieben, und hüllen Sie ihn in die Liebe ein, die aus Ihrem Herzen fließt. Baden Sie ihn in Ihrer Liebe. Die Liebe läßt sich als warmes, angenehmes Gefühl in der Brust wahrnehmen.

Denken Sie nun an einen Menschen, mit dem Sie gerade Probleme haben und den Sie nicht besonders mögen. Bestrahlen Sie ihn mit derselben Liebe, bis Sie wirklich Liebe für ihn empfinden.

Denken Sie dann an ein Tier, das Sie liebhaben oder schön finden, und bestrahlen Sie es mit derselben Liebe. Denken Sie nun an ein Tier, das Sie häßlich finden oder vor dem Sie Angst haben. Vielleicht ist es eine Spinne, eine Schlange oder eine Ratte. Bestrahlen Sie auch dieses Tier mit Liebe, bis Sie ihm gegenüber ebensoviel Liebe empfinden wie für ein Tier, das Sie ohnehin lieben.

Wenden Sie sich dann dem Pflanzenreich zu. Denken Sie an eine Pflanze, die Sie als schön empfinden und die Sie bewundern, vielleicht eine Rose oder einen schönen Baum. Bestrahlen Sie sie wieder vom Herzzentrum aus mit Ihrer Liebe, bis diese Liebe ebenso stark ist wie die, die Sie für den geliebten Menschen empfinden.

Denken Sie nun an eine Pflanze, die Sie nicht mögen oder die Sie als unscheinbar empfinden, zum Beispiel Brennesseln, Disteln oder Algen. Bestrahlen Sie auch diese Pflanze mit Ihrer Liebe, bis Ihre Liebe ebenso stark ist wie für die Pflanze, die Sie ohnehin schön finden.

Jetzt begeben Sie sich in das Reich der Mineralien. Denken Sie zunächst an ein Metall oder an einen Stein, den Sie bewundern und schön finden, vielleicht Gold oder einen Edelstein. Bestrahlen Sie auch ihn mit derselben Liebe, die Sie für den geliebten Menschen empfinden.

Denken Sie nun an ein Mineral, das Sie nicht mögen oder das Ihnen gleichgültig ist, zum Beispiel einen Kieselstein oder ein Stück Kohle. Schenken Sie ihm Ihre Liebe, hüllen Sie es in Ihre Liebe ein, bis Sie ihm gegenüber dieselbe Liebe spüren wie für das Metall oder den Stein, den Sie bewundern. So können Sie erleben, wie aus einem Sandkorn ein Diamant wird.

Sehen Sie jetzt unsere Erde vor sich – einen wunderschönen blauen Planeten im Weltraum. Stellen Sie sich vor, daß Sie über ihr fliegen und sie von Ihrem Herzzentrum aus mit Liebesstrahlen einhüllen. Sie können diesen Lichtstrahl auch auf Krisengebiete wie Ex-Jugoslawien richten. Stellen Sie sich

Andere Übungen

vor, daß der Mantel aus goldenem Licht, der die Erde umgibt, immer dicker und stärker wird. Er wird aus den Herzen vieler, vieler Menschen gespeist, die meditieren und beten. Die Wolke aus negativen Gedanken und Gefühlen, die die Erde umhüllt, löst sich allmählich auf. Unsere Erde wird wieder ein wunderschöner, strahlender Planet im Weltraum – ein Juwel auf tiefblauem Samt.

Kehren Sie langsam mit Ihrem Bewußtsein wieder in Ihren Körper zurück. Erinnern Sie sich daran, daß das Herzzentrum ständig bedingungslose Liebe ausstrahlt, ob Sie sich dessen nun bewußt sind oder nicht.

Übernehmen Sie vorsichtig wieder die Kontrolle über den Atem: ein – aus, ein – aus. Wenn es sich gut und richtig anfühlt, können Sie jetzt langsam wieder die Augen öffnen, sich strecken und wie eine junge Katze räkeln und wieder ganz hier sein.

Aktivierung und Harmonisierung der Chakren bei Kleinkindern

„Herz an Herz", also in aufrechter Position und eng am Körper getragen, fühlen sich Babys am wohlsten. So machen es die meisten Naturvölker. Auch in Deutschland sieht man immer mehr Mütter und Väter ihre Kleinsten im Tragetuch tragen. Es gibt dazu elastisch gewebte Baumwolltücher in vielen Farben zu kaufen. Besonderer Beliebtheit erfreut sich die Känguruh-Tragemethode vor der Brust.[*]

Dabei ist im Gegensatz zum Kinderwagen nicht nur der Körperkontakt optimal, bei dieser Trageweise findet auch eine gegenseitige Harmonisierung und Aktivierung der Cha-

---

[*] Bezugsadresse für ärztlich empfohlene Babytragetücher: Firma „Didymos", Das Original-Babytragetuch, Solitudesstr. 55, 71638 Ludwigsburg

kren statt. Besonders das Herzzentrum wird stimuliert – einem „geht das Herz auf".

In vielen Ländern tragen die älteren Geschwister die jüngeren auf dem Bauch oder Rücken. Wer die Zufriedenheit von getragenen Babys selbst erlebt hat, nimmt den Kinderwagen oder den Buggy nur noch im Ausnahmefall. Durch den Energieaustausch mit unserem Baby werden auch wir aufgeladen und sind glücklich. Je enger wir das Kind am Körper tragen, desto optimaler ist das Gewicht verteilt, und wir empfinden unsere „süße Last" als leicht. Ich habe mit meinem zweieinhalbjährigen Sohn im Tragetuch in der Schweiz Dreitausender bestiegen. Es bewahrheitet sich auch hier, daß man / frau mit ihren Aufgaben wächst, das heißt, mit dem zunehmenden Gewicht des Sprößlings werden auch wir fitter.

Eine weitere Möglichkeit, die Chakren unserer Kinder von Geburt an harmonisch zu entwickeln, besteht darin, ihnen die Einstimmungen in den 1. Grad des Offiziellen Reikiprogramms® geben zu lassen. Wenn sie dann ihre kleinen Hände auf sich oder andere legen, aktivieren sie Lichtenergie. Babys und Kinder stärken dadurch ihre Selbstheilungskräfte, können besser (durch)schlafen und werden ausgeglichener und fröhlicher.

Andere Übungen

11
Schlußwort zum Beginn einer Reise

Wer jung ist, ist meistens schön. Aber wahre Schönheit kommt von innen. Es lohnt sich also, schon früh an seiner inneren Schönheit und seiner Ausstrahlung zu arbeiten. Denn die äußere Schönheit ist vergänglich, die innere aber bleibt und wächst noch im Alter.

Ich habe einmal am Hauptbahnhof eine alte Frau aus dem Zug steigen sehen, die trotz ihrer vielen Falten eine solche Ausstrahlung und Würde hatte, daß ich ganz bezaubert stehenblieb und meinen Blick nicht von ihr wenden mochte.

Ich erinnere mich auch an ein Mädchen aus der Parallelklasse, die äußerlich nicht besonders aussah. Sie war klein und pummelig, war aber ständig von Freunden umlagert, darunter dem bestaussehenden Jungen der Gegend. Damals fragte ich mich, was wohl ihr Geheimnis sei, was andere an ihr so anziehend fänden. Heute weiß ich es. Es war ihre Lebensfreude, ihr Humor, ihre Anteilnahme und ihre Kameradschaftlichkeit. Das be- und verzauberte die Jungs (und Mädchen), und jeder wollte gern mit ihr befreundet und in ihrer Nähe sein.

So wie dieses junge Mädchen oder diese alte Frau möchte auch ich sein. Ich möchte ein Geschenk an die Menschen in meiner Umgebung sein, die sich allein durch meine Anwesenheit, durch mein So-Sein, verzaubert und bereichert fühlen. Was man für sein inneres Licht, seine spirituelle Seele tut, das geht nie mehr verloren, das ist eine Investition in die Ewigkeit.

Ich bekomme manchmal Anrufe von Menschen, die ganz aufgeregt behaupten, sie seien erleuchtet. Ich halte es da mit Richard Bach, dem Autor von *Die Möwe Jonathan* und von

Illusionen, der schreibt, daß jemand, der noch auf dieser Erde lebt, wahrscheinlich noch nicht erleuchtet ist, weil er hier offenbar noch etwas zu lernen hat. Wir sollten das Ziel Erleuchtung aber nie aus den Augen verlieren. Denn wir erreichen damit nicht nur dauerhaften inneren Frieden, eine heitere Gelassenheit und Glückseligkeit. Es geht um viel mehr. Denn der Sinn von Erleuchtung ist es, frei zu sein von Problemen und so in der Lage zu sein, anderen Lebewesen dienen zu können.

Der Weg ist das Ziel. Das heißt, wir brauchen nicht bis zur Erleuchtung zu warten, um Glückseligkeit, Ekstase, unbändige Freude am Sein und Einheitsbewußtsein zu erlangen. Auf dem Weg dorthin werden wir diese Bewußtseinszustände erleben, wenn nicht dauerhaft, so doch immer häufiger und anhaltender. Wenn wir die Fünf »Tibeter« regelmäßig ausüben, kommen wir direkt mit unseren inneren Qualitäten in Kontakt. Wir erleben Freude ohne ersichtlichen Anlaß, Liebe ohne Objekt, innere Ruhe mitten im Streß, kurzum: den Himmel auf Erden.

Vielleicht ist dies der Sinn des Lebens: den Himmel, die kosmische Energie, auf die Erde zu bringen und in all unser weltliches Tun einfließen zu lassen. Dann wird der Alltag zur Meditation. Unser Leben wird durchlichtet und erleuchtet, wie von Goldstaub verzaubert. Wenn wir fleißig üben, können wir erleben, wie sogar unsere langsam schwingenden Körperzellen auf einer höheren Frequenz strahlen und wir von Licht, Freude und Kraft durchdrungen werden.

Es bringt nicht viel, Bücher über erleuchtete Meister zu lesen, es sei denn, die Lektüre inspiriert uns, unseren inneren Meister aus seinem Dornröschenschlaf zu wecken. Sonst wärmt es nur unsere Gedanken, macht aber keinen Unterschied in unserem Alltag. Wir müssen – und dürfen – uns selbst auf den Weg machen. Dieser Weg führt uns zu unserem wahren Selbst, zu unseren inneren Qualitäten, zu unserem inneren Reichtum.

Schlußwort

„Der Erleuchtung ist es egal, wie du sie erlangst", heißt es. Das mag stimmen. Aber es gibt Wege, die direkter und damit schneller sind. Der schnellste Weg, die Gedanken zu beruhigen und in einen meditativen Zustand zu gelangen, besteht darin, den Körper zu bewegen. Mit den Fünf »Tibetern« wurde uns ein System von einfachen Übungen geschenkt, das Jahrtausende lang erprobt wurde und das uns auf und mit allen Ebenen gleichzeitig in Harmonie bringt und uns durchlässiger für die höheren Schwingungen der Liebe, der Freude und des Friedens werden läßt. Meditation im Alltag oder Arbeit als tätige Liebe fallen uns dann leicht; das Leben wird zum Spiel; Enthusiasmus und überschäumende Lebensfreude werden zu unseren ständigen Begleitern.

Es heißt, wenn man einen Schritt auf Gott zugeht, dann kommt dieser einem zehn Schritte entgegen. Aber diesen einen Schritt, den müssen wir tun. Es gibt nichts Gutes, außer man tut es (am besten jetzt). Mit der Wiederentdeckung der Fünf »Tibeter« haben wir Siebenmeilenstiefel bekommen. Das Gehen macht Spaß, aber wir müssen zunächst einmal losgehen, um das zu erfahren.

„Die Fünf »Tibeter« laden ein." So heißt das schöne Plakat, auf das mein Blick gleich nach dem Aufwachen fällt. Es ist eine Einladung. Nicht mehr, nicht weniger. Es ist Ihre Entscheidung, ihr zu folgen. Denken Sie daran: Es geht dabei um Sie. Und damit um alles! Erleuchtung ist Ihr Geburtsrecht. Nehmen Sie es in Anspruch – jetzt!

Literatur und Materialien

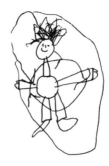

Das Original mit der Geschichte der Wiederentdeckung ist von Peter Kelder in den dreißiger Jahren geschrieben worden und heißt in der deutschen Fassung *Die Fünf »Tibeter«. Das alte Geheimnis aus den Hochtälern des Himalaja läßt Sie Berge versetzen*. 1995 erschien bei Integral. Volkar-Magnum die 32. Auflage.

Das Buch ist nicht umsonst ein Mega-Seller und nähert sich der Millionengrenze. Wenn auch alle Käufer und Beschenkten die Übungen praktizieren würden ...

In *Erfahrungen mit den Fünf »Tibetern«. Neue Einblicke in das alte Geheimnis*, herausgegeben von Wolfgang und Brigitte Gillessen, berichten Praktizierende über die vielfältigen positiven Wirkungen auf alle Lebensbereiche – sehr inspirierend (Integral. Volkar-Magnum, Wessobrunn, 8. Auflage 1995).

Christopher S. Kilham liefert in *Lebendiger Yoga. Das Profi-Buch zu den Fünf »Tibetern« von Peter Kelder* neben einer anschaulichen Darstellung der Übungen Hintergrundwissen und weitere Atem- und Meditationsübungen (Integral. Volkar-Magnum, Wessobrunn 1995).

Von Dr. med. Ingfried Hobert stammt das Buch *Gesundheit selbst gestalten. Wege der Selbstheilung und die Fünf »Tibeter«. Ein Arzt berichtet* (Integral. Volkar-Magnum, Wessobrunn 1994). Die Menschen am Steinhuder Meer haben es gut, einen solch ganzheitlich denkenden Arzt zu haben.

Sein Leitsatz: „Die beste Arznei und das vollkommenste Heilmittel sind Liebe, Güte und ein frohes Herz."

Es gibt bei Integral. Volkar-Magnum auch zwei Kassetten zu den Fünf »Tibetern« (Blue Star: *Die Fünf »Tibeter«* – *Audio-Set*). Zu schöner Musik werden Übungshinweise und Affirmationen (positive Leitsätze) gegeben.

Außerdem ist bei Integral. Volkar-Magnum ein 25-Minuten-Video von Brigitte Streubel und Maruschi Magyarosy erschienen, auf dem die Übungen sehr schön dargestellt werden. Außerdem enthält das Video Hinweise auf die richtige Atmung und Variationen und Entlastungsübungen bei Rückenproblemen. Das Tempo ist langsam genug zum Mitmachen und ideal für die Arbeit in Gruppen.

Die Fünf »Tibeter« werden auch im englischsprachigen Video von Chris Griscom *The Ageless Body* vorgestellt. Das Video enthält schöne Bilder und wertvolle Hintergrundinformationen, zum Beispiel zur Wirkungsweise der Drüsen, und andere tibetische Energieübungen. Das Video bekommen Sie bei der Buchhandlung Wrage, Schlüterstraße 4, 20149 Hamburg.

Im Goldmann Taschenbuch *Der Quell des Lebens* stellt Chris Griscom die Fünf »Tibeter« und andere Übungen vor, darunter viele aus Tibet, die uns energetisieren und die Verbindung von Körper, Gefühlen und Geist berücksichtigen. Das Buch enthält auch eine ausführliche Beschreibung der Arbeitsweise der Drüsen.

Weitere Verweise auf im Text erwähnte Bücher

Aivanhov, O. M.: *Yoga der Ernährung.* Prosveta, Bad Tölz 1984
Barnett, M., und Magyarosy, M.: *Der menschliche Diamant. Körperkontakt mit dem Kosmos.* Integral. Volkar-Magnum, Wessobrunn 1991
Diamond, M.: *Fit fürs Leben. Das Fit-for-Life-Kochbuch.* Goldmann, München 1994
Ein Kurs in Wundern. Greuthhof, Gutach i. Br. 1994
Gibran, K.: *Der Prophet.* Walter, Olten 1994
Herkert, R.: *Die 90-Sekunden-Pause. Erholung, wann immer Sie sie brauchen.* Integral. Volkar-Magnum, Wessobrunn 1993
Herkert, R.: *Spurenwechsel. Mit »innerSki« Piste und Alltag neu erleben.* Integral. Volkar-Magnum, Wessobrunn 1991
Jampolsky, G.: *Lieben heißt, die Angst verlieren.* Goldmann, München 1993
Kilham, C. S.: *Lebendige Sexualität. Fit for Love.* Integral. Volkar-Magnum, Wessobrunn 1995
Kime, Z.: *Sonnenlicht und Gesundheit. Sonnenlicht kann Ihr Leben retten.* Waldthausen, Ritterhude 1989
Magyarosy, M.: *Surya Namaskar. Das andere Fitneß-Rezept.* Laredo, München 1991
Magyarosy, M.: *Körpermeditation im Alltag für Streßgeplagte und Manager.* Peter Erd, München 1990
Perkins, J.: *O-Naami. Das Leben ohne Streß.* Integral. Volkar-Magnum, Wessobrunn 1992
Thie, J.: *Gesund durch Berühren / Touch for Health. Eine neue ganzheitliche Methode zur Aktivierung der natürlichen Lebensenergien und des körperlichen und seelischen Gleichgewichts.* Sphinx, Basel 1994
Wandmaker, H.: *Willst du gesund sein, vergiß den Kochtopf.* Goldmann, München 1991
Weise, D. O., und Frederiksen, J. P.: *Die Fünf »Tibeter«-Feinschmecker-Küche. 144 Rezepte für Ihren gesunden Appetit.* Integral. Volkar-Magnum, Wessobrunn 1993

Literatur und Materialien

Danksagung

Ich möchte allen meinen Lehrern danken, vor allem Barbara Ray, die mich immer wieder daran erinnert hat, wer ich wirklich bin, woher ich komme und wohin ich gehe. Die Begegnungen mit ihr sind für mich eine unversiegbare Quelle des Wissens und eine Erfahrung unseres wahren, göttlichen Wesens.

Danken möchte ich auch Chris Griscom. In ihrem Light-Institute in New Mexico bekam mein Kontakt zu meinem Höheren Selbst eine Dichte und Intensität, die ich nicht für möglich gehalten hätte. Ich lernte dort vor allem, mich und andere als Wesen mit all den Gaben und Fähigkeiten aus vielen Leben zu betrachten.

Danken möchte ich auch Peter und Eileen Caddy und all den wundervollen Menschen in Findhorn, die diesen Platz zu einem Ort machen, an dem man über sich hinauswächst und lernt, den „Himmel auf die Erde zu bringen". Mein Dank gilt allen Heilern und Lehrern dort, die ihr Wissen so freizügig mit mir geteilt haben.

Meinen Dank auch all meinen Kursteilnehmern, die mir viele Erfahrungen ermöglicht und wertvolles Feedback gegeben haben. Und ganz besonders den Kindern in meinen Seminaren, die mich durch ihre Begeisterungsfähigkeit und Phantasie inspiriert haben. Ich danke auch meinen Kindern Michael und Freya, die mein Herz öffnen und mich daran erinnern, was wirklich zählt im Leben: seine Liebe leben.

Ich danke auch meinen Eltern, die dieses Buch durch Babysitten unterstützt haben, meiner Zwillingsschwester Cornelia, die trotz ihrer vier Kinder und des Examensstresses Zeit für Fotos und manche Anregung gefunden hat, und Theo, der mir meine Angst vor Computern nahm und mein Buchprojekt energetisch begleitete.

Und ich danke allen, die mit ihren guten Wünschen und Gedanken meinen Weg der Energiearbeit und Verbreitung dieses kosmischen Wissens unterstützen.

Euch allen viel Liebe und Kraft.

Über die Autorin

Barbara Simonsohn wurde 1954 in Hamburg geboren. Nach dem Studium der Politikwissenschaft arbeitete sie als Referentin für Öffentlichkeitsarbeit für eine große Schüleraustauschorganisation und gab die ersten Umweltkurse an der Volkshochschule Hamburg. Sie arbeitete als freie Journalistin für das *Hamburger Abendblatt* und die *Szene Hamburg* vor allem zu Umwelt- und alternativen Themen, später auch für die *esotera*.

Auf einem biodynamischen Hof in Schleswig-Holstein lernte sie ökologischen Land- und Gartenbau. Ausgedehnte Reisen führten sie nach Findhorn und zu anderen spirituellen Gemeinschaften. Dort lernte sie viele ganzheitliche Heilweisen und Wege zur Persönlichkeitsentwicklung kennen, die sie in Seminaren weitergibt. Fast zehn Jahre lang war sie Findhorn-Kontaktperson für Hamburg und initiierte regelmäßige Informations-, Tanz- und Meditationstreffen.

Seit 1986 ist Barbara Simonsohn Lehrerin des Offiziellen Reikiprogramms®/der Radiance Technik®, einer uralten Methode der Chakren-Harmonisierung und des persönlichen Wachstums. Seither hat sie Tausenden im In- und Ausland den 1. und 2. Grad dieser Technik zur Aktivierung von Lichtenergie vermittelt.

1986 lernte Barbara im ersten Seminar von Chris Griscom in Deutschland den ersten der Fünf »Tibeter« kennen. Seitdem das Originalbuch von Peter Kelder auf deutsch erschienen ist, praktiziert sie diese Übungen und gibt sie in Vorträgen und Seminaren weiter. Im Buch *Erfahrungen mit den Fünf »Tibetern«* hat sie einen Beitrag geschrieben.

1994 gründete Barbara Simonsohn das Netzwerk ganzheitlicher Makler „Lebens(T)räume", das sich vor allem für ökologisch orientierte, spirituelle Gemeinschaftssiedlungen im In- und Ausland einsetzt.

1988 bekam sie einen Sohn, Michael, und Ende 1994 eine Tochter, Freya. Seit Jahren gibt sie auch spezielle Seminare im Offiziellen Reikiprogramm® und Einstimmungen für Kinder, seit kurzem auch Kinderseminare mit den Fünf »Tibetern«.

Über die Autorin

LebensReiseführer

Reiseziel:
Persönliche Entwicklung

Vielleicht die besten Jahre überhaupt / Hardin
Ich finde mich / Magyarosy
Die Fünf »Tibeter« / Kelder
Power für die grauen Zellen / Holler
Voyager – Tarot / Wanless
Lebendiger Yoga / Kilham
Lebendige Sexualität – Fit for Love / Kilham
Und mehr ...

Soll unser Leben von nun an – oder weiterhin – von Freude und Abenteuerlust gekennzeichnet sein? Ist es möglich, das Alter ab 40 als Chance für inneres Wachstum und als Krönung unseres Lebens anzusehen? Und könnte es sein, daß es jetzt erst richtig losgeht?
„Wenn Sie nie den Kurs ‚Zweite Lebenshälfte' belegt haben – und keiner von uns hat das –, sollten Sie dieses Buch lesen."
Larry Dossey
über *Vielleicht die besten Jahre überhaupt*

Reiseziel:
Lebendige Beziehungen

Die Fünf »Tibeter« mit Kindern / Simonsohn
Und wer liebt mich? / Satir
Vitamin »L« / Satir
Ein Hauch von Himmel / Saathen
Allein schafft ein Mann das nie / Kingma
Die kleinen Gesten der Liebe / Kingma

„Eine höchst moderne Form des Partnerschafts- und Erotik-Knigges für Liebende ... Jeder Text ist ein Kleinod, das sich länger zu bedenken und als Paar zu besprechen lohnt. Die Texte regen an, die Liebesbeziehungen tiefer, leidenschaftlicher und erfüllter zu gestalten ..."
Norbert Copray – in *Publik-Forum*
über *Die kleinen Gesten der Liebe*

... über 1 Million Gesamtauflage: Bücher mit eigener Qualität

Reiseziel:
Ausgleich und Gesundsein

Die 90-Sekunden-Pause / Herkert
O-Naami: Leben ohne „Streß" / Perkins
Blüten für die Seele / Barnard
Blüten der Erkenntnis / Ganem
Die Fünf-»Tibeter«-Feinschmeckerküche / Weise & Frederiksen
Gesundheit selbst gestalten / Hobert

„John Perkins stellt eine neue Technik vor, mit der sich Streß schnell und einfach abbauen läßt. Die fünf Grundelemente von ‚O-Naami' erlernt man direkt beim Lesen des Buches. Ein- oder zweimal am Tag zehn bis zwanzig Minuten lang angewendet, helfen die Übungen, Streßsituationen zu bewältigen."
Cosmopolitan
über *O-Naami: Leben ohne „Streß"*

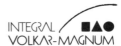

Bibliothek «Millennium»

Der QuantenMensch – *Ein Blick in die Entfaltung des menschlichen Potentials im 21. Jahrhundert* / Michael Murphy

„Das Beeindruckende an Murphys Buch ist die positive Öffnung in die Zukunft. Wo andere das Ende der Menschheit prophezeien, plädiert er für **einen neuen Schritt in der menschlichen Evolution,** der dem vom Tier zum Menschen gleichkäme..."

Der längere Atem – *Die Meisterung des Alltäglichen* / George Leonard

„Für Leonard bedeutet Meisterschaft, die Fähigkeit, ein Ziel zu verfolgen und dabei die ‚Plateauphasen' zu genießen – jene scheinbar ereignislosen Phasen beim Üben und Tun, die das Gehirn braucht, um einen ‚Klick', das heißt einen kleinen Quantensprung im Können vorzubereiten. Also: **Den Weg genießen, ohne auf das Ziel fixiert zu sein...**"

Im Zeitstrudel *(The White Hole in Time)* – *Die atemberaubende Untersuchung unserer Zukunftschancen* / Peter Russell

„Wenn wir darüber sprechen, den ‚Planeten zu retten', bedeutet das für die meisten von uns nicht das Fortbestehen des Lebens überhaupt auf der Erde sicherzustellen. Wenn das unser Ziel wäre, müßten wir unseren kollektiven Selbstmord in unseren Maßnahmenkatalog aufnehmen – aber wir wollen den Planeten retten, um den Fortbestand der Menschheit zu sichern. Bevor wir aber anfangen uns selbst zu retten, müssen wir uns zuerst fragen, was wir überhaupt retten wollen. **Wollen wir die Menschheit so retten wie sie jetzt ist?** ..."

Und der Traum wird Welt – *Schamanische Impulse zur Aussöhnung mit der Natur. Reiseberichte aus Ecuador* / John Perkins

Unser egoistischer Traum des „Mehr, größer, schneller," ist zu einem Alptraum geworden. Einen anderen Traum träumen in den Regenwäldern Ecuadors „primitive" Stämme ehemaliger Kopfjäger. Ihre Schamanen reisen in Welten, in denen Tiere und Menschen, Pflanzen und Steine, vom gleichen Geist beseelt, untrennbar miteinander verbunden sind... **Wovon der Mensch träumt, das wird wahr...**

Intuition im Business – *Souverän entscheiden mit Tarot* / James Wanless

Die Gesellschaft, auch die Wirtschaft und mit ihr die Instrumentarien stehen an einem Wendepunkt. Weder die Welt, noch die Menschen sind Maschinen. In den Köpfen geistern aber noch immer die Gespenster der Planbarkeit und der absoluten Lösungen herum. Doch es gibt keine absoluten Lösungen: Das Leben ist zwar gestaltbar, aber nicht steuerbar. Und: Probleme werden nie auf der Ebene gelöst, auf der sie entstehen. **Wir brauchen Hilfsmittel, um mit anderen Ebenen in Berührung zu kommen – mit Ebenen der Intuition und der Mühelosigkeit, mit dem Namenlosen...**

Aus dem Vorwort von Karl Gamper

Das QuantenMensch-Trainingshandbuch – von Michael Murphy & George Leonard erscheint im Frühjahr 1996

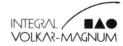

INTEGRAL / ■▲●
VOLKAR-MAGNUM

Die Fünf »Tibeter«®

1. Stehen. Und drehen.
Zum Schluß: Hände zusammen
(auf Daumen schauen).
Kann auch als letzte
Übung praktiziert werden.

**2. Liegen.
Kopf und
Beine heben.**
Ganzen Rücken
am Boden!
(Evtl. Hände
unter den Po,
Knie zeitweise
angewinkelt).

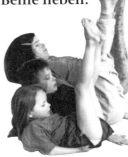

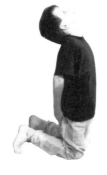

**3. Knien.
Behutsam nach hinten beugen.**
Zehen aufstellen, immer erst Nacken strecken
und Kinn zur Brust. Abschluß: evtl. "Embryo".

**4. Aufrecht sitzen.
Körper zu einer
"Brücke" anheben.**
Immer erst Nacken strecken
und Kinn zur Brust.

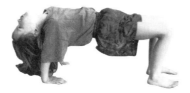

**5. Liegen, aufstützen.
Das Becken hochheben.**
Pomuskeln anspannen.
(Rutschfester Untergrund!)

© 1990,1995 Integral. Volkar-Magnum. Verlagsgesellschaft mbH. Alle Rechte vorbehalten.

„Stell dir vor, du fliegst mit mir in den Himalaja. Das ist das höchste Gebirge der Welt. Wir fliegen in ein Land, in dem die Menschen schön und gesund sind. Sie haben einen aufrechten, stolzen Gang und blicken uns Fremde freundlich an. Die Menschen dort sind nicht mit äußeren Reichtümern gesegnet, aber sie haben Kontakt zu ihrem inneren Reichtum gefunden. Sie sind mit der Erde unter ihnen und dem weiten, blauen Himmel über ihnen verbunden. Es kann sie kaum etwas aus ihrem inneren Gleichgewicht reißen; sie strahlen eine heitere Gelassenheit aus, weil sie ihre Probleme nicht zu schwer nehmen.

Sie sprühen vor Ideen und Tatendrang. ‚Ich kann nicht' gibt es in ihrem Wortschatz nicht. Die ganze Welt liegt ihnen zu Füßen. *Sie* bestimmen, was sie im Leben wollen. Das Glück ist nicht länger wie ein Stück glitschiger Seife, das einem ständig wieder entgleitet. Sie *sind* das Glück; ihre Lebensfreude kann durch nichts mehr getrübt werden. Das Leben ist ein Spiel geworden.

Schau diesen Menschen zu. Sie praktizieren uralte Riten, die die Fünf »Tibeter« heißen. Kann das Leben wirklich so einfach sein? So viel Freude und Kraft durch diese einfachen Übungen? Ich lade dich ein, sie auszuprobieren. Fliege mit mir, komm mit."

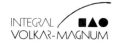